KB274627

누구나 알기 쉬운
음식치료법

디아나 R. 에반스 지음
원 당 희 옮김

세창출판사

누구나 알기 쉬운 **음식치료법**

1997년　9월 20일 초판 발행
1999년　4월 20일 2쇄 발행

지은이 ● 디아나 R. 에반스
옮긴이 ● 원 당 희
펴낸이 ● 이 방 원
꾸민이 ● 김 미 경

펴낸곳 ● 세창출판사
서울 종로구 교남동 47-2 협신빌딩 3층
Tel. 723-8660　Fax. 720-4579
E-mail: sc1992@mail.hitel.net
등록 1990. 10. 8 제2-1068호(윤)

값 7,000 원

★ 잘못된 책은 바꾸어 드립니다.

ISBN 89-85263-83-8　03510

이 책을 읽기 전에

이 책은 적절한 영양섭취와 바람직한 식생활을 유도함으로써 아름답고 건강한 신체를 유지할 수 있도록 하는 데 그 목적이 있다.

왜냐 하면 신체가 건강하면 정신적으로도 성숙하고, 다른 사람들과의 관계도 좋아지며, 일상 생활에서도 늘 자신감을 가질 수 있기 때문이다.

건강하고 아름다운 신체를 유지하기 위해서는 우선 몸에 배어 버린 여러 가지 '악습'을 버리고, 식단을 바꾸어 지금까지와는 다른, 새로운 생활 태도를 갖는 것이 중요하다.

신체를 건강하고 아름답게 가꾸려는 의식이 필요하다

자동차는 기름과 벤진이 없거나, 규칙적인 보호와 손질이 없으면 움직이지 않는다.

신체 역시 마찬가지이다. 물론 신체는 영양소의 결핍이나 병이 생기면 이에 금방 민감하게 반응한다.

간혹, 신체의 결함이나 병을 운명적인 것으로 받아들이는 경우가 있는데, 이는 잘못된 생각이다.

신체는 자신이 걱정해 주는 만큼, 다시 말해 신체가 필요로 하는 것을 충족시켜 주는 만큼 헌신을 하게 된다.

대부분의 사람들은 몸이 아프거나 쇠약하고 성장 상태가 좋지 않은 경우가 많음에도 불구하고 상당수는 문제점 별로 인식하지 못한 채 살아간다.

그래서 이 책에서는 스스로가 각자의 신체를 잘 가꾸려는 의식을 가지도록 일깨워 주고자 한다.

대다수의 사람들이 화장과 의복, 샴푸나 린스 같은 모발제나 장신구에 음식보다 훨씬 더 많은 돈을 소비한다는 사실은 참으로 놀라운 일이다.

일상에서 우리는 화려하고 멋진 화장 얼굴 아래 주름지고 피곤한 얼굴이 존재하고, 아름다운 의복을 입은 사람이 불균형한 신체를 가지고 있는 것을 쉽게 볼 수 있다.

비타민, 철분, 단백질, 지방산 등과 같은 영양소의 효능에 대해 연구하는 학문인 정통분자학(Orthomolekulare Wissenschaft)은 우리에게 균형된 영양섭취와 관련해 많은 도움을 줄 것이다.

즉, 정통분자학은 자연적 영양소를 적정량으로 배합하여 이용하면 어떤 값비싼 화장술보다 효과적으로 신체를 아름답고 건강하게 가꿀 수 있다는 것을 잘 보여 주는 학문이다.

건강은 음식물을 살 때부터 시작된다

이 책의 가장 중요한 지침은 사람들 스스로가 먼저 신체의 문제점을 발견해 내어야 하며, 그 후에 각각의 문제와 관련된 대처방안이나 알맞은 식이요법은 이 책의 여러 가지 충고에 주목해야 한다는 것이다.

음식물은 구입할 때부터 질적으로 가치 있는 자연식품을 택하도록 해야 한다. 뿐만 아니라, 음식물은 너무 오랫동안 끓이거나, 데우고, 조리하는 것은 바람직하지 않다.

식생활 습관을 바꿔야 한다

이제부터는 식생활 습관이 다양해지고 새로워져야 한다.

지방질을 삼가고 소금 대신 신선한 야채와 양념을 사용하며 버터 대신 식물성 마가린이나 식용유를 이용하고 설탕은 멀리하도록 한다. 뿐만 아니라, 천연 탄산수, 야채와 과일차, 야채즙과 과일즙을 먹도록 의식적으로 노력해야 한다.

잘 선택된 식생활의 조화를 통해서만이 비타민과 광물의 충분한 섭취가 보장될 수 있는 것이다.

건강한 생활의 기초는 매일 싱싱한 야채와 과일, 신선한 우유, 생물학적 자연식, 가공되지 않은 천연 견과류 등을 섭취하는 세심한 주의에서 비롯된다.

물론, 육류도 다른 음식물이 제공하지 못하는 중요한 영양소를 함유하고 있으므로 전적으로 배척해서는 안 된다. 하지만 가능한 한 소, 염소, 오리 따위의 사육동물을 선택하되 자주 먹지는 않는 것이 바람직하다.

우리 신체에 영향을 미치는 환경 유해물

비료와 산업가공물에 의한 경작은 우리가 먹는 음식의 자연 성분을 파괴하고, 결과적으로는 공해 물질이나 강력한 광선처럼 우리의 건강에 해를 입히게 된다. 그러나 사실상 사람들 스스로가 이런 유해물질에서 벗어나기는 어려운 상황이다.

그렇지만 가급적 유해물질을 적게 가진 음식물을 신중하게 선택하고 신선한 공기를 마시며, 충분한 수면과 적절한 운동을 하거나 니코틴과 알코올을 멀리하면 유해환경에서 오는 많은 손실을 줄일 수 있다.

조금만 더 주의를 기울인다면, 의치에 들어 있는 아말감과 아이새도, 통조림 참치, 체온계 등에 함유된 수은에 의한 중독은 충분히 피할 수 있다.

카드뮴은 나쁜 공기와 흡연을 통해 흡입하게 되는데, 식수나 야생 버섯, 그리고 다른 여러 가지 음식물에도 그런 성분이 들어 있다는 것을 상기할 필요가 있다. 뿐만 아니라, 물고기에는 카드뮴 외에도 환경 유해물질인 납, 수은, 비소, 니켈 등이 들어 있을 수 있으므로 항상 주의를 해야 하겠다.

따라서 음식물을 살 때는 무엇보다 신중하게 주의를 기울이고 원산지가 어디인가를 살펴보는 것이 중요하다.

또한 시중에서 판매되고 있는 화장품에도 중금속이 함유되어 있는 경우가 허다하다는 것을 명심해야 한다. 그러므로 간단한 혈액검사나 의사의 진단을 통해 스스로가 중금속 중독에 의한 피해를 줄여 나가야 할 것이다.

정통분자학적 식생활 방식의 의미

정통분자학적 식생활 방식은 신체가 건강을 유지하고 기능을 발휘하는 데 필요한 수많은 영양소를 그에 상응하는 처방으로 다루는 것을 말하며, 그 목적은 신체의 가장 효과적인 영양섭취 상태와 쾌적함을 촉진하는 요소들의 균형을 가져오는 데 있다.

정통분자학적 식생활은 무엇보다 미세 영양소, 즉 비타민이나 광물질, 철분, 아미노산, 지방산과 관련되어 있다.

그런데 이 미세 영양소가 유기 조직에 미치는 영향은 거대 영양소인 지방, 단백질, 탄수화물만큼이나 중요하다.

그러므로 이 책에서는 신체에 낯선 성분이 아니라 신체 속에 활동하면서 영향을 미치는 영양소나 성분들을 연구하고, 이런 영양소를 함유하고 있는 식품을 자세하게 알려 줄 것이다.

음식의 올바른 선택과 조리 방법

현대 생활은 에너지 소모가 적기 때문에, 불량 식품, 설탕이나 밀가루 또 그것으로 만들어진 제품들을 식단에서 최대한 줄여 나가는 지혜가 필요하다.

물론, 완제품의 구입을 생각하지 않는 것도 건강한 생활을 유지하는 좋은 비결 중의 하나이다.

왜냐 하면, 위의 음식물들은 칼로리 섭취의 의미만을 가지고 있을 뿐이기 때문이다.

나아가 음식물의 올바른 조리법을 알아 두도록 하자.
- 깨끗이 씻어야 하지만, 흐르는 물로 씻지 말고 그릇에 넣어 씻어야 한다. 그래야만 영양소 손실이 적다.
- 조리 직후에 식사를 해야 한다. 조리된 음식을 오래 두는 것은 좋지 않다.
- 낮은 온도에서 잠깐 동안만 끓여야 한다.

▶ 가능한 한 음식물을 뜨겁게 유지하지 않도록 한다.

가끔은 부가적인 영양소를 반드시 첨가해야 하는 때가 있는데 이 경우에는 이 책에서 표준을 얻거나 제약회사나 병원 등에서 나온 지침서를 참고하도록 하자. 왜냐 하면 영양소는 무조건적인 섭취에 앞서 바른 조제와 알맞은 배합이 더욱 중요하기 때문이다.

차　례

2. 얼굴과 피부

3. 입

4. 눈 부위

5. 목과 가슴

6. 팔과 손

7. 다리와 발

8. 체중 과다와 체중 미달

10. 부 록

머리카락

건강하고 아름다운 모발 가꾸기

[?] 1㎤의 머리 피부에는 평균 120개의 머리카락이 자라는데 그 양과 강도는 사람에 따라 다르다.

머리 색깔이 어두운 사람은 중간 굵기로 대략 11만 개의 머리카락을 지니고 있고, 붉은 머리색의 사람들은 강도가 질기며, 약 9만 개의 머리카락을, 그리고 밝은 피부에 금발을 하고 있는 사람들은 대략 14만개의 가는 머리카락을 가지고 있다. 또한 머리카락은 가늘면 가늘수록 외부의 영향과 내부의 영향에 민감한 반응을 보인다.

머리카락 색깔은 세 개의 피부층, 즉 상부피부층, 각피층, 하부피부층 중에 각피층의 염료 세포에서 결정되며, 이 염료 세포가 각피층에 있는 머리카락 뿌리에 색채 요소를 전달한다.

머리카락이 회색으로 변하는 것은 이 염료 세포들의 쇠퇴에서 오는 것이다. 그 밖에 호르몬 분비라든가 신장 및 전반적 신경 체계의 기능을 포함한 거의 모든 신체의 기능이 머리카락에 영향을 미친다. 나이가 들어 갈수록 이러한 여러 기능들은 약화될 수밖에 없다.

그러나 비타민, 특히 비타민 B군의 영양소들은 머리카락의 노화를 최대한 지연시킬 수 있다.

새로운 머리카락이 형성되기까지에는 40~90일이 소요된다.

날마다 0.3~0.4mm 가량 자라나며, 건강한 머리카락의 수명은 보통 3~5년이다.

모발이 수명대로 보존되지 않거나, 연약해지고, 기름기가 끼며, 다발로 빠져나가는 경우는 영양소를 충분히 공급받지 못했기 때문이며, 이를 보충할 수 있는 영양소에는 B군의 비타민, 즉 비오틴, 판토텐산, 이노시톨, 콜린 등이 있다.

머리카락과 두피는 온도 조절과 외부의 충격이나 유해물, 따가운 광선 등에서 머리를 보호하는 역할을 한다.

또한 머리카락은 외적인 아름다움의 장식으로도 중요한 자리를 차지하고 있다. 그래서 이 책에서는 모발을 건강하고 아름답게 유지하기 위해서 어떻게 손질을 하고, 또 어떤 음식을 섭취해야 좋은가에 대해 알아보고자 한다.

머리카락에 끈기와 충만함을 불어넣기 위해서는 우선 세심한 주의로 선택된 세제를 사용하고, 머리를 매일 정성스럽게 빗질하는 것이 중요하다.

그렇지만 이는 신체의 한 부분에 대한 외부적 영향에 불과할 따름이다. 신체란 내적인 문제, 요컨대 심적인 상태나 영양섭취 정도에 따라서도 달라질 수 있기 때문이다.

스트레스에 시달리고 병에 걸렸을 때 머리카락은 끈기가 없어지고 약해지며, 윤기가 없거나 기름기가 많아져서 모발 상태가 나빠지게 된다.

머리카락은 인간의 전체적인 상태를 나타내는 섬세한 측량계와도 같으므로 머리카락이 먹는 음식물에 따라 민감하게 반응한다는 사실은 놀라운 일이 아니다.

값비싼 크림이나 약품으로 머리카락의 질을 개선하려고 노력하기 전에 날마다 식단을 면밀히 검토하는 것은 모발을 윤기 있고 건강하게 유지하는 데 더욱 효과적인 방법이 될 것이다.

모발 문제가 발생하는 근본 원인은 영양소를 신중하게 고려하지 않은 점에 있다. 완제식품이나 일회용 식품 등의 인스턴트 제품은 인체에 악영향을 미칠 뿐만 아니라, 머리카락의 건강을 저해하므로 멀리해야 한다.

비단결처럼 반짝이는 아름답고 건강한 머릿결은 오랜 시간을 공들여 만드는 작품과도 같으므로, 모발은 평생 동안 외적으로뿐만 아니라 영양공급을 통해 내적으로도 잘 가꾸고 손질해야만 할 것이다.

샴푸의 올바른 사용법

? 샴푸, 린스, 바디 샴푸 등과 같은 세척제에는 대부분 인공적으로 만들어진 세정 요소가 들어 있다.

이런 보완물은 머리 피부를 날카롭고 꺼칠꺼칠하게 만들고, 심지어는 습진을 유발시키기도 한다.

비오틴과 요요바 기름, 또는 판토텐산이 들어 있는 샴푸를 사용하거나 이런 영양소를 함유하고 있는 달걀노른자를 이용한 마사지를 해 주면 건강한 모발을 유지하는 데 도움이 된다.

머리를 감고 난 뒤에도 마찬가지로 비오틴과 요요바 기름이 들어 있는 발삼이나 헤어오일을 사용하면 머릿결의 탄력을 유지할 수 있다.

영양 공급을 통한 모발 가꾸기

내적으로 머릿결을 가꾼다는 것은 영양공급을 통해서 올바른 식생활을 유지하는 것을 의미한다.

머리카락은 주로 단백질로 이루어져 있기 때문에, 미네랄과 비타민 외에도 단백질을 함유한 영양의 결합이 중요하다.

본래는 단백질 자체가 필요한 것이 아니라, 단백질을 만들어 내는 아미노산을 필요로 하는데 이는 아미노산이 조금만 결여되어도 비타민과 미네랄의 효과가 제한을 받기 때문이다.

단백질이 풍부한 음식으로는 쇠고기 및 생선, 양고기, 통조림 되지 않은 연유나 버터우유, 응유와 같은 잘 선정된 우유 제품 등이 있다.

또한 야채와 과일은 단백질을 거의 제공하지 못하지만, 비타민 공급에 있어서는 매우 중요하므로 많이 섭취하도록 한다.

약하고 건조한 머리카락

♠ 왜 머리카락이 쉽게 부서지고 색깔도 흐려지는가

일반적으로 약한 모발은 쉽게 부서지고, 색깔이 퇴색될 뿐만 아니라, 윤기도 없으며 심한 경우 피부가 근질거리기도 한다.

단백질과 비타민 A의 결핍이 위의 물음과 관련되어 있다. 이런 영양소가 결핍되면 머리카락의 색깔뿐만 아니라, 그 구조까지도 변하게 된다. 물론 비타민 A가 과잉될 때도 이 같은 증상이 일어날 수 있음을 유의해야 한다.

잘 부서지는 모발은 대체로 기계적이나 화학적인 영향에 따른 결과이다. 성인의 40%는 머리색, 퍼머넌트웨이브, 바람 및 풍토의 영향으로 머리카락이 건조해지면서 끝이 끊어진다고 한다.

이런 문제로 고민하는 사람은 특히 머리 피부와 머리카락을 소중히 가꾸어야 하며, 너무 딱딱한 브러시의 사용이나 잦은 빗질은 해로우므로 자제해야 한다.

물론, 쉽게 끊어지는 머리카락은 유전적 원인일 가능성이 많다. 즉, 유전적 신진대사 장애가 문제를 일으켜 그러한 상태가 되는 것이다. 이 병은 생물학적으로 중요한 요소가 결핍되어 발생하며, 증상이 심해지면 신장 기능의 부진을 일으키기도 하므로 항상 주의해야 한다.

경우에 따라서는, 병원체나 곰팡이 내지 피부 곰팡이 때문에 머리카락이 부서지고 색깔이 흐릿해지기도 한다.

그러나 이런 경우 역시 병원에서 간단한 실험만으로도 병원체를 진단할 수 있으므로 전문의에게 진찰을 받아 보도록 한다.

♠ 콩이 건강한 모발을 만든다

메마르고 유연성이 없는 머리카락에는 말 기름 마사지가 효과적이다. 두피에도 일주일에 두세 번 가량 발라 주는 것이 효과적이다.

식단은 야채와 샐러드를 많이 첨가하도록 하고, 가능하면 매일 아침 과일과 신선한 생선을 식단에 올리는 것이 좋다.

견과류나 콩으로 된 음식물은 필수적인 식물성 단백질을 제공하므로 약한 모발을 소유자는 콩을 가능한 한 많이 섭취하도록 한다.

☞ **보충 영양소** (부록 참조)

영 양 소	함 유 식 품	권장 섭취량
비타민 A	간 , 난황, 버터, 시금치, 토마토, 당근, 호박	5만I.E.
마그네슘	참깨, 말린 콩, 기장, 현미, 효모	500mg
유 황	달걀, 육류, 우유, 마늘, 양파, 배추, 무	200mg
아 연	밀, 쇠고기, 콩, 효모, 귀리, 해바라기씨	150mg까지
폴 산	효모, 간, 난황, 우유, 육류	400ug까지
비 오 틴	효모, 간, 쇠고기, 콩, 돌버섯	100mg까지
콜 린	달걀노른자, 간, 맥주 효모, 밀씨	100mg까지
비타민 C	시금치, 무청, 감귤류 등의 과일과 채소	

기름기가 많은 머리카락

♠ 왜 머리카락에 기름기가 빨리 끼는가

기름기가 많은 피부의 소유자들은 머리카락에도 기름기가 빨리 낀다. 이런 사람들은 머리를 감은 지 하루가 채 지나기도 전에 머리에 기름기가 생기고 얼굴도 번들거리게 되는 경우가 대부분이다.

머리카락이 피부에서 매끄럽고 유동적이면서도 튼튼하게 자리잡기 위해서는 기름기가 어느 정도는 필요하다. 그렇지만 신체에 산소가 부족하거나 비타민 내지 영양소가 부족할 때는 기름기가 많은 것이 인체에 문제를 일으키는 것이다.

여기서 인체내 유황의 양은 지방의 신진대사에 관여하므로 중요한 의미를 지니게 된다. 즉, 아미노산의 결합에 있어서 유황은 일종의 교량과 같은 역할을 담당하는데, 유황의 이런 기능을 통해서 비타민, 지방산 등의 다른 중요한 영양소들이 신진대사를 촉진하게 되는 것이다.

유황은 음식물과 섞여 몸속으로 들어가며, 유황을 많이 함유한 식품에는 달걀, 육류, 우유, 마늘, 양파, 배추, 무 등과 같이 생활에서 쉽게 접할 수 있는 것들이다. 그러나 좋지 못한 식생활로 말미암아 유황을 너무 적게 섭취하게 되면 신진대사를 위한 교량 기능이 파괴될 수 있으며, 그렇게 되면 피부의 땀구멍이 막히게 되고, 그로 인해 머리카락에는 기름기가 끼게 되는 것이다.

♠ 기름기가 많은 모발의 손질

기름기가 많은 모발은 유황우유 및 기름 치료를 하는 것이 효과적이다. 특히, 기름진 모발의 경우 피부 마사지는 적절치 못한데, 마사지는 혈액순환을 자극함으로써 머리 바닥에 피지 생성을 더욱 활성화시키기 때문이다.

기름진 머리카락일지라도 머리를 짧게 손질하면 용모가 단정해 보인다. 머리카락이 길면 길수록 머리카락이 다발처럼 뭉치고 가늘어지기 때문이다.

♠ 기름진 모발은 유황 성분으로 치료하자

칼슘과 마그네슘, 비타민 E가 많이 들어 있는 단백질 함유 식품은 체내에 유황이 스며들어 갈 수 있는 좋은 원천이 된다.

이런 음식물로는 밀씨 기름, 상추, 호박, 냉이, 귀리빵, 국수, 쌀 등과 넙치, 대구, 연어와 같은 신선한 생선 그리고 딸기, 복숭아, 자두가 있다.

음료수로는 유황 성분이 많이 들어 있는 미네랄 워터를 마시도록 한다.

☞**보충 영양소** (부록 참조)

영양소	함 유 식 품	권장 섭취량
비타민 A	간, 난황, 시금치, 토마토, 당근, 호박	1만I.E.까지
비타민 E	식물성 기름, 땅콩, 우유, 시금치, 간, 달걀	400I.E.까지
비타민 C	시금치, 무청, 감귤류 등의 과일과 채소	
크롬GTF	호두, 감자, 옥수수, 콩, 양파	

일찍 세는 머리카락

♠ 머리카락이 하얗게 세는 이유

머리가 일찍 세는 것이 유전에 의한 증세일 경우, 사실상 식이요법으로는 효과를 기대하기가 어렵다. 그러나 대부분 경우는 나쁜 생활 습관과 결부되어 있으므로 치료가 가능하다.

지속적인 긴장이나 편식, 니코틴과 알코올의 애용은 머리색을 변화시키는 중요한 요인이 되는데, 머리가 하얗게 세는 증세는 염색체의 약화와 비타민 B군의 결핍에 의한 것이다.

♠ 비타민 B로 염색체를 강화시켜야 한다

우선 비타민 B가 충분히 들어 있는 필수적 음식물을 많이 섭취해야 한다.

비타민 B가 많이 함유된 식품에는 소간과 닭간, 곡물과 그것으로 만들어진 생산물 등이 있다.

또한 근대, 양배추, 배추, 시금치 등의 채소와, 하얀 콩, 호두 및 땅콩과 같은 견과류, 그리고 대구, 청어 등의 생선에도 비타민 B가 많이 들어 있다.

☞ **보충 영양소** (부록 참조)

보충 영양소	함 유 식 품	권장 섭취량
비타민 A	간, 난황, 시금치, 토마토, 무청, 당근, 호박	1만~25만I.E.
비타민 B6	간, 난황, 옥수수, 밀, 육류	매일 60~150mg
판토텐산	간, 치즈, 난황, 어류, 조개류, 육류	매일 750mg
루틴과 비오플라보노이드	감귤류, 육류, 포도, 딸기	180mg
구 리	쇠고기, 호두, 콩, 굴, 넙치	25mg 가량
요 오 드	미역, 다시마, 김, 조개, 굴, 고등어	30mg까지
마그네슘	참깨, 콩, 현미, 기장, 밀	200mg까지
아 연	밀, 콩, 쇠고기, 귀리	30mg까지
메티오닌	간장이나 치즈 등의 발효 식품	200~1000mg
프 롤 린	500~1000mg	
비타민 C	시금치, 감귤류, 딸기, 무청	

탈 모 증

?　탈모증은 정상으로 존재해야 될 모발이 결여되거나, 그 크기와 수가 감소하여 성기게 된 상태를 말한다.

탈모증는 대부분 남성에게만 나타나는 것으로 알고 있으나, 여성의 경우도 중년을 넘어선 나이에 머리카락이 가늘어지거나 다발로 빠져나가고, 두피에 많은 가려움을 느끼며 괴로움을 호소하는 경우가 있다.

하루에 30~80개 이상 머리카락이 빠지지 않는다면 걱정할 필요가 없다. 그러나 머리카락이 다발로 빠지거나 머리의 피부가 보일 정도라면 모발 관리에 신경을 써야 할 것이다.

유전적 탈모를 제외한 대부분의 탈모증은 비타민 A 결핍과 갑상선의 과도한 기능에 의한 것이다. 이는 장에 기생하고 있는 곰팡이가 탈모증을 유발한 것으로 약물 치료와 식이요법으로 도움을 받을 수 있다.

물론 유전적 대머리 역시 식생활에 신중을 기하면 머리카락의 손실을 어느 정도는 지연할 수 있다.

♠ 대감 머리

대감 머리는 항상 같은 곳에 가르마를 타거나 잦은 빗질을 이유로 그 부근의 머리가 번쩍거릴 만큼 숱이 적은 것을 말한다.

그러므로 머리숱이 적거나 머리카락이 자주 **빠져나가는** 경우, 가르마를 자주 바꾸지 말고 가능한 한 가르마를 타지 않는 것이 좋다.

경우에 따라서는 머리를 앞으로 내려 대감 머리를 감출 수도 있지만, 대감머리의 근본적인 치료는 식생활의 변화와 특정 영양소의 첨가를 통해서 가능하다.

대감 머리를 완화시킬 수 있는 외부적 조치로 매일 열 손가락으로 이마에서 목까지 주무르는 마사지가 효과적이다.

♠ 대머리의 원인

대머리는 여러 가지 요인에 의해 발생한다.

첫째, 완전 대머리의 대부분은 유전에 의한 것이다. 그렇지만 심각한 전염병이나 혈독에 걸려도 대머리가 될 수 있다.

유전으로 인한 대머리는 어떤 치료법을 통해서도 치유하기가 어렵다.(현재로는 머리카락을 이식하는 것만이 유일한 방법이다.)

그러나 유전이 아닌 다른 원인으로 대머리의 경향이 나타난다면 전문의와 치료를 통해 머리카락이 다시 자랄 수도 있으므로 필히 검사를 해봐야 하겠다.

둘째, 출산, 의약품 복용, 호르몬 분비, 정신적 부담 등도 탈모증의 원인이 된다.

셋째, 나쁜 식생활 습관, 즉 비타민 B6의 결핍, 비오틴, 이노시톨, 마그네슘, 유황이나 아연의 결핍도 탈모증을 유발한다.

넷째, 혈액 내에 구리나 유황 성분이 지나치게 많은 경우에도 종종 탈모증을 일으킨다. 피임약을 복용하는 여성들의 경우 혈액에 구리 함유율이 높아지면 탈모증을 일으키게 된다.

그러나 마지막 산달에 갑자기 머리카락이 빠진다면, 출산 후에는 다시 머리카락이 자라게 되므로 걱정하지 않아도 된다.

구리의 대립물은 아연이다. 체내에 구리 성분이 너무 많으면 아연 성분이 부족하고, 아연 성분이 너무 많으면 구리 성분이 부족하게 될 수 있다.

이 요소들의 상호관계는 정확한 실험 분석에 의해서만 입증될 수 있다.

다섯째, 철분의 부족도 탈모증의 원인이 된다. 또한 구균성 감염이나 갑상선 기능 결핍, 방사성 치료도 탈모증을 유발한다.

여섯째, 혈액 내의 중금속 과다 현상으로 대머리가 되는 일이 많다.

수은(치아의 팔라디움이나 아말감), 납(공기, 화장품, 음식), 카드뮴(담배)에 의한 중독도 탈모증에 많은 영향을 미친다.

중금속 탈리움에 의한 탈모증 유발은 많은 문제점을 안고 있다. 왜냐 하면, 지난 20년 이래로 탈리움 황산은 쥐약으로 사용되고 있으며, 일찍부터 이 성분이 발모제로 사용되어 왔기 때문이다.

뿐만 아니라, 탈리움과 같은 높은 중독성 물질을 사용할 때는 탈모증은 물론이고 중금속 중독 현상까지도 유발한다. 탈리움은 피부와 신경을 해치는 유독성 물질이다.

급성 중독은 매스꺼움이나 구토를 동반하다가 3~4일 지나면 위와 장에 심각한 염증을 일으키게 된다.(증상은 위염 및 장염과 유사하다.)

심한 경우에는 신장이 손상되면서 마비 현상이 일어나기도 하며, 탈모증과 아울러 손가락에 하얀 줄이 생기는 것도 탈리움 중독과 관련된 특징이라 하겠다.

♠ 탈모 방지를 위한 식생활

곰팡이 균의 감염에 의한 탈모증은 항사상균병 식이요법으로도 치료가 가능하므로 아래 설명을 참조하여 식생활을 개선해 보도록 하자.

▶ 신선한 채소를 많이 먹어야 한다. 양배추, 미나리, 회향 무, 부추, 붉은 근대 등이 이에 속한다.

▶ 송어, 연어 같은 담수어나 대구, 넙치 등이 적당하다.

▶ 보리나 귀리, 밀, 옥수수 같은 곡식은 가공되지 않고, 순수한 것을 먹어야 한다.

▶ 견과류와 콩은 식물성 단백질을 함유하고 있다.

▶ 육류로 적합한 것은 소의 심장, 신선한 닭 간, 양고기, 야생 짐승(노루, 순록)이 있다.

▶ 매일 유산 박테리아를 함유하고 있는 요구르트를 먹는 것이 좋다.

▶ 딸기나 복숭아, 살구, 자두 등의 과일은 비타민을 충분히 공급해 준다.

☞ **보충 영양소**(부록 참조)

보충 영양소	함 유 식 품	권장 섭취량
비타민 A	간, 난황, 시금치, 당근, 호박	5000~2만5000I.E.
니 아 신	육류, 간, 땅콩, 현미, 효모, 콩류	100~500mg
마그네슘	밀, 참깨, 콩, 기장, 현미	매일 500mg
비 오 틴	효모, 간	매일 100ug
유황함유 샴푸		

머리 비듬

비듬은 가려움은 물론, 지저분하여 일상 생활에까지 나쁜 영향을 주기 쉽상이다. 그렇기 때문에 비듬으로 고생하는 사람들은 일반적으로 비듬제거 샴푸와 민간요법을 사용하지만 사용할 때뿐, 대부분은 다시 고통을 호소하므로 비듬치료는 근본적인 대안이 필요하다.

♠ 비듬은 어떻게 생겨나는가

비듬은 너무 건조하거나 피지선이 과민하게 지방을 분비할 때 피부가 헐어서 발생하는 현상이다. 머리를 감은 지 2~3일도 되지 않아 기름기가 끼게 되고 비듬이 생기기도 하는데 이는 피지선이 너무 강하게 작용하였기 때문이다.

첫째, 건조한 미립자인 헤어 스프레이의 잔재로 인해 비듬이 발생하는 경우가 많다.

둘째, 너무 자주 머리를 감고 드라이로 말린다거나 빗질을 많이 할 때에도 피부를 자극하게 되어 염증을 일으킬 수 있다.

셋째, 비듬은 질병 및 호르몬 장애, 정신적 부담으로 인하여 점점 더 심하게 될 수 있다.

넷째, 설탕의 과다섭취 또한 비듬 생성의 주요 원인이 된다. 게다가 비듬이 악화되면 머리가 빠져서 대머리가 될 수도 있다.

♠ 비듬방지를 위한 머리 손질

머리를 감을 때마다 담백질이 풍부하게 함유된 샴푸를 사용하도록 한다. 올리브유, 레몬 수액, 말기름 등으로 머리를 마사지하는 것이 매우 효과적이다. 또한 비듬이 너무 많이 생기는 경우 이틀에 한 번 잠자리에 들기 전에 우엉 뿌리 기름으로 마사지를 하는 것이 좋다.

머리카락이나 머리 피부에 심각한 문제를 느낄 때에는 머리를 감기 전에 규칙적으로 올리브유와 레몬 수액으로 마사지를 하도록 하고, 설탕이 들어 있지 않은 탄수화물 식이요법 또한 권장할 만하다.

이 식이요법은 비타민 B군이 풍부한 야채와 비타민 C가 풍부한 과일, 그리고 담수어와 지방산을 섭취하는 것을 말한다. 비듬이 많은 경우, 체내의 지방산 축적이 결핍되어 있음이 이미 판명된 바 있다.

이 경우, 식물에서 추출해 온 성분을 이용하여 치료를 하기도 한다. 그 예로 달맞이꽃 씨앗기름의 이용을 들 수 있는데 이 기름에는 비타민처럼 인체에 유용한 지방산이 축적되어 있다.

☞ **보충 영양소**(부록 참조)

보충 영양소	섭취량	보충 영양소	섭취량
비타민 A	1만~7만5000I.E.	비타민 C	매일 1g이상
비타민 B	100mg까지	비타민 E	400~1200I.E.
비타민 B6	250mg까지	아 연	40~500mg
불포화 지방산			

2 얼굴과 피부

인체에서 가장 넓은 기관, 피부

피부는 2 평방미터의 체적을 차지하고 있는, 인체에서 가장 넓은 기관이다.

피부는 우리의 몸을 덮고 있고, 내부의 기관을 압박이나 충격, 박테리아 및 유해 광선의 영향으로부터 보호하며, 수분 및 광물 섭취 기능을 조절하는 동시에 체온 조절에도 관여한다. 나아가 피부는 활력과 삶의 즐거움뿐만 아니라, 불쾌함이나 질병을 반영하기도 한다.

피부에는 공포, 쾌락, 흥분, 분노, 슬픔 따위의 내적 감정이 드러나는바, 우리는 이를 통해 많은 것을 인지한다. 이 전형적인 예가 바로 '소름'이다. 심적인 부담감은 피부의 변화에 커다란 영향을 미친다. 예를 들어, 심적으로 힘든 일이 있을 때면 돌연 얼굴에 작은 종기가 생긴다거나 입술에 포낭과 기포가 일면서 평상시에는 불그스레하던 뺨이 창백하게 변하기도 한다.

피부가 근심이나 곤경에 대해 반응하듯이 날마다 먹는 것, 유해한 기름기와 설탕, 빵, 설탕이 가미된 음료에 대해서도 반응을 일으킨다. 또한 밀로 만든 식품, 우유, 가공된 양파나 감자, 토마토 분말에 대해서도 알레르기적 반응을 일으키며, 원액을 섞어 만든 과일 주스와 양념 등은 두통이나 발진, 심지어는 심한 우울증을 유발할 수도 있다.

♠ 피부 건강을 위한 일반적 주의 사항

지금까지 여러 번에 걸쳐 나쁜 식습관을 바꾸는 방법에 대해 언급했지만, 이런 방법들이 큰 어려움을 필요로 하지는 않았을 것이다. 오히려 새로운 식사법이나 새로운 음료 습관을 갖는다든가, 담배를 끊어 봄으로써 피부가 좋아진다는 것을 눈으로 확인할 수 있을 것이다.

피부에 심한 알레르기나 발진, 그 밖에 다른 변화들이 생기면 우선 의사의 진료를 받도록 한다. 그런 뒤에라야 권고하는 음식물과 보충 영양소가 효과를 발휘할 수 있을 것이다.

첫째, 충분히 수면을 취하고, 가급적 문을 열어 실내를 환기시키며, 숲이나 바다의 신선한 대기 속에서 운동을 하는 것은 피부는 물론이고, 전체적인 건강을 유지하는 데도 필수적이다.

둘째, 적당히 햇볕을 쬐는 것이 좋다. 왜냐 하면, 자외선은 화학적으로 피부를 균형 있게 만드는 데 효과적 기능을 수행하기 때문이다. 일광욕은 이런 목적에서 행해지는 것이다. 일주일에 세 번가량 적절히 햇볕을 쬐게 되면 피부에 박테리아가 감염되는 것을 막을 수 있다.

그러나 주의를 요하는 사항도 있다. 적당한 자외선은 피부 건강에 도움이 되지만, 지나친 것은 오히려 해로우므로, 장시간 햇볕에 노출되는 것은 삼가도록 한다.

셋째, 건강한 피부를 가꾸기 위해서는 사우나를 즐기는 것이 좋다. 사우나를 하면 몸이 유연해지고 운동 능력이 올라가며, 피로나 스트레스와 관련된 순환 장애를 없애는 데 효과적이다.

사우나는 한편으로 모든 유기 조직의 해독 작용을 활발히 진행시켜 주며, 다른 한편으로는 혈액 순환에 도움을 줌으로써 피부를 건강하게 만든다. 요컨대 이물질이 땀으로 빠져나가게 되어 피부가 부드럽고 유연하게 되는 것이다.

'증기욕' 또는 '증기 사우나'라고 하는 것은 수증기로 가득찬 35도 내지 50도 사이의 공기로 목욕하는 것을 말한다. 이렇게 하면 신진대사가 활발해지고 체온이 상승하면서 피부의 혈액 순환이 좋아져, 매끄럽고 발그스레한 피부를 유지할 수 있다.

'교대욕'이란 상이한 온도의 물과 증기를 이용하는 물리 치료법이다. 교대욕은 열이나 상승 기압으로 피부 혈관 및 신경 체계에 기계적 작용을 수행한다. 아침에 일어나, 처음에는 너무 뜨겁지 않을 정도의 따뜻한 물로, 그 다음에는 차가운 물로 샤워나 목욕을 하도록 한다.

♠ 건강한 피부 유지를 위한 손질법

피부 조건이 좋다면 굳이 크림을 바를 필요가 없다. 그도 그럴 것이 피부는 대체로 필요한 성분을 신체 내부에서 스스로 획득하기 때문이다.

태양이나 바람, 추위 등의 외부 영향으로부터 피부를 보호 위하여 예전에는 소나 양기름, 식물성 기름, 꿀 등을 사용하였다.

이른바 '우지'는 오늘날에도 피부 보호에 탁월한 효능을 지니고 있으며, 불쾌감이 없는데다가 인체의 피부 지방과 유사한 것으로 알려져 있다.

♠ 목욕에 알맞은 비누와 여러 가지 첨가물

거의 모든 비누나 샴푸 같은 세제들에는 저장제 이른바 '파라벤 에스터'가 들어 있어서 종종 인체에 알레르기 반응을 일으키기도 한다.

그 밖의 다른 상품들에는 납이라든가 폴리글리콜레터, 지방산아민과 같은 유해물질이 들어 있으며, 이런 성분들은 피부뿐만 아니라, 모든 신체 기관에 해가 될 수 있다.

일반적으로 꿀 제품 내지 유산 제품, 유산 박테리아가 가미된 야채 제품은 피부에 끼치는 해가 덜한 것으로 알려져 있다.

얼굴을 보호하기 위해서는 아침이나 저녁에 샤워한 뒤 알코올 성분이 없는 로션이나 자연합성유(예: 유아용 크림)를 발라 주는 것만으로도 충분하다.

그리고 얼굴과 턱, 목 부분을 매끄럽게 유지하기 위해서는 밀씨앗 기름과 니베아크림이 효과적이다.

심하게 변색된 피부를 표백하는 데는 농도가 높은 레몬 주스에 들어 있는 비타민 C를 사용하며, 이 때 오이의 추출액과 결합하여 사용하여도 좋다. 일주일에 한 번 정도 응유로 얼굴을 닦아 보면 아마 기대 이상의 효과를 얻을 수 있을 것이다.

♠ 피부 건강을 위해 멀리해야 할 식품

내부 기관이 건강하고 올바르게 기능을 발휘해야 피부도 그 아름다움을 유지할 수 있다. 신체 기관에 조금만 장애가 생겨도 피부는 부정적 반응을 일으키게 된다. 그렇다고 엄격한 식이요법을 필요로 하지는 않는다.

아래 열거한 몇 가지를 주의하여 생활화함으로써 건강하고 아름다운 피부를 유지하도록 하자.

첫째, 간이 음식점에 달려가 급히 식사를 한다거나 아침 대용으로 크림이 잔뜩 발려 있는 빵조각을 먹는 습관을 피한다.

둘째, 담배와 술을 완전히 끊는 것이 몸에 좋다는 것은 두 말할 나위가 없다. 니코틴과 알코올은 영양소의 균형을 파괴하고 인체 내의 유해물질 제거를 방해하며, 신경 체계와 면역 체계를 약화시키기 때문이다.

셋째, 커피와 독한 차를 되도록 적게 마시도록 유의해야 한다. 그 속에 들어 있는 홍분제가 눈병이나 녹내장을 유발하는 경우도 있기 때문이다.

이와 같은 물질들은 피부를 직접적으로 손상시키는 것이 아니라 생식선과 신장, 방광, 신경 체계, 그리고 눈에 악영향을 주어 피부에 습진이나 알레르기를 발생시킨다.

커피와 독한 차들에는 항상 유독성 물질이 작용하고 있는데, 이는 알코올을 제외하고는 모두 식물성 독인 카페인에 의한 것이다.

넷째, 나트륨이 적게 들어 있거나 아질산염이 없는 미네랄 워터와 야채 차가 건강에 유익하다. 왜냐 하면, 이런 성분들은 인체에 필요한 유동액의 양을 충당해 주기 때문이다.

인체 유동액의 주요 문제는 수많은 체세포의 환경 조건을 어떻게 유지하는가에 달려 있다고 하겠다. 피부와 점막, 소화 기관의 벽 같은 육체 표면의 세포가 생명을 유지하고 성장하려면 항구적인 조건들이 마련되어야 한다.

유동액은 체내를 흐르면서 소화기와 폐로부터 영양소와 연료, 비타민, 미네랄 등을 받아들여 운반을 한다. 이와 동시에 인체 내에서 불필요한 물질을 가져가 그것을 저장하거나 분비물로 내보내는 일을 한다.

너무 많은 소금을 먹게 되면 나트륨 함유량과 이온 농도가 유동액 안으로 흘러들어 가게 된다. 이 때, 신체는 높은 농도에 대응하기 위해서 염분을 희석시킬 만큼의 부가적인 물을 필요로 하게 된다.

그래서 우리가 짠 음식을 먹은 후에 목이 많이 타서 물을 마시게 되는 것이다.

이처럼 신체가 소금을 많이 섭취하여 물을 다량으로 마시게 되면, 신장에는 그만큼 무리가 가게 된다. 즉, 신장은 이 부가적인 물의 양을 걸러 낼 수 없게 되므로 체내의 유동액이 정지하게 되는 것이다.

이와는 반대로, 체내에 수분이 너무 적으면 피부에 주름이 생긴다거나 탄력이 줄어드는 상태가 된다.

다섯째, 잠에서 깨어나자 마자 미지근한 맹물을 한 잔 마시면 피부 건강에 아주 좋다.

여섯째, 가능한 한 살구나 딸기 같은 과일 주스를 마시도록 한다. 특히 오렌지나 포도, 레몬, 사과나 배 등은 즙을 내어 마시면 더욱 좋은 효과를 볼 수 있다. 하지만, 과일즙은 과일을 간 후 즉시 마셔야 영양소가 손상되지 않는다는 것을 명심하도록 하자.

일곱째, 식사를 전후해서는 한두 잔의 미네랄워터나 미지근한 맹물을 마시고, 오후에는 전통 차나 야채 차를 마시는 것이 피부 건강에 좋다. 왜냐 하면 이런 음료나 차를 $1{\sim}2\ell$ 정도 섭취하게 되면 오후 내내 체내로 분배되기 때문이다.

♠ 식생활 개선을 통한 피부 관리

음식물에는 미네랄과 흔적 물질(소량은 필요하나 다량은 해가 되는 물질)이 풍부해야 할 뿐만 아니라, 프로 비타민 A 또는 베타-

카로틴으로 나타나는 비타민 A가 들어 있어야 한다.

그 밖에도 주성분이 알파-토코페롤인 비타민 E와 비타민 B군에 속하는 판토텐산은 피부에 미치는 외부의 영향을 최대한 막아 주는 중요한 영양소이다.

판토텐산은 닭이나 송아지의 신선한 간과 신장 등의 내장에 많이 들어 있으며, 맥주 효모와 달걀노른자에도 함유되어 있다.

비타민 A는 주로 쇠고기나 생선 같은 동물에서 충당될 수 있으며, 베타-카로틴은 주로 식물에서 충당될 수 있다. 영양 보충물로 제공되는 생선의 간 기름에는 이런 비타민들이 풍부하다. 비타민 A와 카로틴은 치즈와 버터 같은 동물성 생산물에 많이 함유되어 있다.

비타민 E는 중요한 가치를 지니며, 높은 농도로 차갑게 농축된 식물성 기름에서 나오고, 날 곡식이나 신선한 견과류, 콩에서도 산출된다.

규산이나 비타민 C와 결부된 영양소의 공급원으로는 고등어, 민물어, 잉어, 넙치(흰 것과 검은 것), 연어, 굴, 대하, 섭조개가 있고, 가공 식품으로는 구운 청어와 넙치, 연어 통조림, 기름으로 절인 정어리 등이 있다.

곡식으로는 메밀과 보리가 가장 좋은 영양 공급원이다.

여드름과 멍울

여드름은 가장 흔한 피부병의 일종으로 대부분 사춘기에 생긴다. 그러나 여드름은 일반적으로 비타민 결핍에 의하여 생기기 때문에 영양소를 잘 선택하여 적절하게 결합하여 섭취하면 좋은 효과를 기대할 수 있다.

멍울은 포도상구균이나 박테리아 감염에 의해 염증을 일으키는 고름 덩이다. 농포가 아주 큰 여드름은 비타민 결핍 때문이며, 이런 경우는 중금속 중독 시에도 일어날 수 있다는 사실을 명심해야 한다.

비타민이란 생명에 필수적이며(라틴어로 'Vita'란 '생명'을 의미함), 질소 함유물로 이루어진 영양 요소로, 인체 여러 기관의 기능 작용에 없어서는 안 되는 유기적 활동소이므로 매우 중요한 영양소이다. 그러나 단순한 비타민 결핍에 의한 여드름의 경우, 깊고 큰 농포라든가 그와 관계 있는 항존성은 생기지 않는 것이 일반적이므로 크게 염려할 필요는 없다.

♠ 여드름이 생기는 이유

여드름은 피부의 특징적인 신진대사 장애의 표현으로 대부분 육체적, 정신적 변형 과정이 있는 기간인 사춘기에 가장 많이 발생한다.

종기나 여드름은 성 호르몬이 피지선 활동을 조절하여 얼굴에 기름기가 생성, 축적됨으로써 생긴 것이다. 즉, 땀구멍이 막힌 상태의 피부에 기생한 박테리아에 의해 지방질이 분해되어, 피부조직에 염증을 일으키며, 이것이 붉은 색을 띠게 되는 것이다.

여드름에 생긴 농양을 짜내지 않으면 염증 부근의 피부 조직이 녹을 위험이 있으므로 작은 농양이 생기면, 터뜨리거나 째내는 것이 좋다. 그러나 치료 후에 가끔은 마마자국과 같이 흉터가 남기도 하므로 주의해야 한다.

호르몬의 영향으로 지나치게 여드름이 많은 경우는 유전일 가능성이 크다.

♠ 사춘기 이후의 여드름

사춘기를 지나서도 얼굴에 붉은 빛이 도는 여드름으로 고통을 호소하는 사람들이 많다.

일반적으로 여드름 자국은 이마와 얼굴 중앙(코와 뺨 주변)에 나타나지만 이들은 입과 턱에도 생겨나 크게 곪는 경우가 많다. 심지어는 여드름 때문에 피부 조직의 깊은 층까지 통증을 느끼는 사람도 있다.

위와 같은 경우는 당분을 함유하고 있는 음식물을 섭취한 것이 가장 큰 원인이 되므로, 설탕이 많은 함유된 음식물은 삼가야 한다.

또한 상당 경우 심리적 부담이 여드름에 영향을 주며, 여드름이 턱과 입, 뺨 중앙에 집중되어 일어나는 것은 대체로 지방 분해 비타민의 결핍 때문이다.

♠ 월경을 전후한 여드름

월경 시에 생기는 여드름은 보통 15~45세 사이의 여성이 겪는 월경 주기와 관계 있다.

월경 전의 여드름은 대부분 월경 3~4일 전에 두드러지게 나타난다. 심할 때는 여드름이 월경하기 훨씬 이전에 나타나며, 드물게는 10일 전부터 나는 경우도 있다. 뿐만 아니라, 이 때 탄수화물 섭취에 대한 식욕 과다증이 생기기도 한다.

월경이 시작되면, 여드름은 퇴화한다. 상태는 사람에 따라 달라서 작은 주근깨에서 커다란 여드름까지 각양각색이다. 그러므로 오랜 기간 여드름으로 고통받는 여성들은 월경 전에 발생하는 여드름을 주의 깊게 관찰할 필요가 있다.

♠ 여드름 방지를 위한 피부 손질

여드름으로 고생하는 사람은 얼굴을 태양 볕에 쬐도록 하는 것이 좋다. 일광욕은 비타민 D를 부가적으로 보충해 주기 때문이다.

피부 표피 치료, 예컨대 비타민 E 또는 A, 비타민 B6, 유황, 우유 단백질, 레시틴, 아연 또는 에테르 기름으로 행하는 패킹은 여드름에 결정적 악영향을 미칠 수 있으므로 주의해야 한다.

가능한 한 알칼리성 비누와 피부의 자연적 산성막을 자극하는 나트륨 제품은 피해야 한다. 알칼리성 비누는 병원체가 기생하기에 좋은 영양분을 제공한다.

알칼리성 비누가 강력한 세척력을 갖고 있고 센물에서도 쉽게 거품을 내는 것이 사실이지만, 피부는 일반적으로 산성보다는 알칼리성에서 민감하게 반응하기 때문에 부담이 된다.

우리의 선조들은 동물성 지방과 탄산칼륨으로 비누를 만들어 냈다. 탄산칼륨은 목탄의 탈 알칼리나 증발을 통하여 만들어지며, 이로부터 칼륨카보네트가 얻어지는 것이다.

칼륨스테아라트 비누는 알레르기 반응을 일으키지 않으며 일반적으로 나트륨 비누보다 부드럽다.

피부의 순화를 위해서는 무엇보다 알칼리가 없는 비누가 적합하며, 샤워 시에도 마찬가지로 알칼리가 없는 제품들이나, 우유로 된 제품들이 바람직하다.

♠ 영양 공급을 통한 여드름 치료

종종 피부가 불결할 때 비타민 B군을 보충하는 효모 제재를 사용하는 경우가 있는데 이것은 문제를 해결하는 데는 그리 좋은 방법이라 할 수 없다.

왜냐 하면 병균 증식의 주범인 장박테리아가 효모를 섭취하면서 살아가므로, 그 양상이 더욱 악화될 수도 있기 때문이다.

간의 신진대사 장애 때문에 발생하는 여드름의 경우 역시 효모는 역효과를 일으킨다. 게다가 비타민 결핍으로 인한 여드름과는 달리 이 경우에는 증세가 심하게 나타난다.

푸르스름한 피부색은 비타민 B2의 결핍을 의미한다. 비타민 B6는 피부의 형태를 개선하는 데 효과적이다.

여기에 유기체 내에서 보호 기능을 담당하는 비타민 E를 추가한다면 위의 두 비타민은 최대의 효과를 발휘할 수 있을 것이다.

비타민 A와 비타민 C의 충분한 공급과 비타민 B군, 특히 비오틴과 폴리움산을 통한 혈독 제거에 유의해야 한다.

이런 영양소는 콩이나 버섯 종류에 많이 함유되어 있으며, 매일 적어도 끓인 물로 2~4ℓ의 야채 차를 마시는 것이 좋다. 야채 차는 신장의 배출 활동을 촉진해 주기 때문이다.

♠ 여드름 치료를 위한 식이요법

영양섭취는 가급적 가공되지 않은 것을 택하도록 한다.

통조림 같은 저장물은 상품화 과정에서 많은 영양분을 손실하며, 설탕이나 설탕 대용 식품은 완전히 입에 대지 않는 것이 가장 바람직한 식생활 습관이다. 뿐만 아니라, 동물성 지방은 가능한 한 줄이도록 한다.

종종 돼지고기에 비타민 B군이 많다는 주장을 하는 경우가 있는데, 이는 전혀 옳지 않으며, 오히려 옥수수 식품과 쇠고기에 비타민 B군이 훨씬 더 많이 들어 있다.

여드름과 같은 피부 질환에는 다음의 음식들을 권장할 만하다.
- ▶ 청어, 대구, 조갯살 대구, 연어와 같은 신선한 생선.
- ▶ 아연 성분이 많이 함유된 굴, 새우, 가재.
- ▶ 소젖, 양젖, 치즈, 요구르트 등의 우유 가공 식품.
- ▶ 쇠고기, 소의 염통, 소의 뇌(여기에는 17mg의 비타민 C가 함유되어 있음), 소허파, 양의 신장과 염통, 양의 간, 신선한 닭고기(냉장된 것은 좋지 않음), 구운 닭 등의 육류.
- ▶ 고구마, 당근, 사탕무, 무 등 뿌리나 덩굴을 먹는 채소.
- ▶ 양배추, 브로콜리, 치커리, 시금치, 양파 등의 잎사귀나 줄기, 꽃을 먹는 채소.

☞ **보충 영양소**(부록 참조)

보충 영양소	함 유 식 품	권장 섭취량
비타민 B1	현미, 쌀겨, 콩류, 보리, 돼지고기	150mg
비타민 B2	달걀, 생선, 간, 우유, 치즈, 육류, 콩류	150mg
폴 산	효모, 간, 난황, 우유, 육류	400ug
비 오 틴	효모, 간, 쇠고기, 콩, 돌버섯	150mg
콜 린	달걀 노른자, 간, 맥주 효모, 밀씨	500mg
이노시톨	곡물, 효모, 육류, 우유, 견과류, 야채	500mg
베타-카로틴	당근, 고추	2만5000I.E.
비타민 A	간, 난황, 시금치, 토마토, 당근, 호박	1만I.E.
비타민 C	시금치, 무청, 감귤류 등의 과일, 채소	2g이상
비타민 E	식물성기름, 땅콩, 우유, 시금치, 간	400I.E.
☞ 월경 전 여드름에 부가적으로 사용		
레 시 틴	난황, 콩기름, 간장, 뇌	80mg
감마리놀렌산	500mg	

알레르기

♠ 알레르기란 무엇인가

알레르기는 주로 발진이나 두통, 가려움증 등의 증세를 보이며, 일반적으로 복숭아, 사과, 버섯 그리고 자동차 배기가스 등에 대해서 알레르기 반응을 많이 일으킨다.

알레르기는 아주 여러 가지 증상을 나타낼 수 있으며, 때에 따라서는 신경 체계와도 관련을 갖는다.

대개의 경우 음식물 알레르기가 자주 나타나며, 화학품에 대해서도 민감한 반응을 일으키는 수가 있다.

일반적으로 알레르기를 일으키는 물질은 감정과 행동에 관여하는 두뇌나 사고에 영향을 미친다.

피부의 변화나 천식과 같은 증상들이 자주 일어나는 체질은 알레르기 반응도 많이 일어난다. 그러나 주의할 것은 신경 체계나 정서에 영향을 미치는 증상들은 빨리 겉으로 드러나지 않는 특징을 가지고 있다는 것이다.

알레르기의 기묘한 메커니즘을 '크레프라하 현상'이라고 부른다. 이 명칭은 크레프라하에 공포를 갖고 있던 어느 소년의 이야기에서 유래한다.

'크레프라하'는 밀가루 반죽으로 만든 유태인의 음식인데, 한 소년은 이 음식을 보기만 해도 비명을 지르며 방에서 달아나곤

했다. 어느 날 소년의 할머니는 이 식품에 대해 이해가 가지 않을 정도로 불안해하는 아이의 태도를 고쳐 보려고 했다. 할머니는 아이를 부엌으로 데려가 이 음식의 조리법을 보여 주었다. 소년은 할머니가 양념을 만들고 반죽을 할 때에는 가만히 곁에 앉아 있었다. 할머니가 반죽을 둘둘 말고, 그것을 사각형이 되도록 칼로 자를 때에도 흥미롭게 바라보기까지 했다. 할머니가 네모꼴 반죽의 끝을 잡아 중앙으로 접어 올리고 두 번째 끝 또한 그렇게 할 때 역시 아이는 눈도 깜빡거리지 않았다. 그러나 반죽이 끝나고 음식물이 완전하게 만들어지는 순간 소년은 "크레프라하잖아!"하고 비명을 지르며 부엌에서 부리나케 달아났다.

음식의 특수한 물질이 심적인 영역에 영향을 줄 수 있다는 사실을 이 소년의 우스꽝스런 반응에서 확인할 수 있다.

신경 체계에 영향을 미치는 식물성 예방약 또한 그렇다. 알레르기란 세포의 반응인 것으로, 뇌조직은 다른 세포처럼 외부의 자극, 요컨대 알레르기를 일으키는 물질(알레르겐)에 대해 반응하는 세포들로 이루어져 있다.

그러므로 피부는 과거의 방어 체계가 특정한 물질에 대해 민감해지고 또한 그것에 대한 항체를 이루었기 때문에 반응을 보인 것이다.

크롬, 납, 수은, 알루미늄이나 니켈과 같은 중금속에 대한 면역 체계가 민감해졌을 때는, 이런 금속을 만지기만 해도 알레르기 반응이 일어나게 된다.

알레르기 체질은 사실상 특별한 치료법으로 치유하기는 어렵다. 다만 생활 습관을 변화시킨다거나, 식생활 조건을 바꿈으로써 독성을 멀리하는 것만이 알레르기 체질을 완화시킬 수 있는 방법이다.

그리고 알레르기 치료에 있어서 최상의 방법은 알레르기를 유발시키는 물질에 대해서 가능한 한 접촉을 피하는 것이다.

알레르기 반응은 계절과 하루의 리듬에 따라 각기 다른 양상을 보인다.

예를 들어, 봄에는 피부가 다른 때보다 훨씬 더 강한 알레르기 반응을 나타내지만, 여름에는 유기체의 무의식적 과정이 정상으로 진행되고, 가을에는 유기체의 운동 과정이 느려지면서 신진대사가 부정적 영향권에 놓이게 된다. 이렇게 되면 피부색이 나빠지게 되어 피부가 창백해지거나 탄력이 없어지고 느슨해지게 되며, 겨울에는 비타민의 결핍 현상까지도 발생하기 쉽다.

알레르기 환자는 위나 장의 알레르기로 고생하기도 한다. 대체로 사상균에 의한 알레르기가 많은데, 편협한 식생활, 사춘기와 임신 중의 호르몬 변화는 이런 알레르기 반응을 더욱 심화시키는 요인이 된다. 알레르기는 언제나 특정한 물질이나 알레르기 인자와 관련된다.

알레르기 증상에는 다음과 같은 것이 있다.
- 고초열, 천식, 물집을 동반하는 심마진, 고혈압, 현기증, 전신 피로, 변비, 위장 장애, 두통, 과민 반응 등
- 식후에는 극단적 피로나 복부의 팽만감, 심장 박동, 땀, 감정의 부조화 등이 나타나기도 한다.

♠ 일반적인 알레르기 치료

특정 음식이나 물질에 대해 알레르기 반응이 일어나면 먼저 전문의와 상의를 해야 한다. 가장 원초적인 치료법이라면 역시

그 반응 물질을 멀리하는 것이다.

다음의 음식들은 모든 알레르기 치료에서 피하도록 한다.

▶ 우유, 알코올, 설탕류, 당근, 설탕, 돼지고기, 꿀, 마늘 등.

☞ **보충 영양소**(부록 참조)

보충 영양소	함 유 식 품	권장 섭취량
비타민A	간, 난황, 당근, 호박, 시금치	1만~2만5000I.E.
비타민B6	간, 난황, 밀, 육류, 옥수수	50mg
바타민B12	간, 치즈, 어류, 육류, 조개류	25mg까지
니 아 신	육류, 간, 땅콩, 현미, 효모, 콩류	100~300mg
판토텐산	간, 치즈, 난황, 어류, 조개류, 육류	100~200mg
비타민C	시금치, 감귤류, 딸기	매일 1~5g까지
비타민D	간, 난황, 정어리, 고등어, 버터	300~400I.E.
비타민E	밀, 땅콩, 달걀, 우유, 밀	매일 800I.E.까지

☞ 불충분한 경우

칼 슘	각종 생선뼈, 치즈, 참깨	매일 1000mg
마그네슘	밀, 콩, 기장, 현미, 효모	500mg
망 간	양고기, 콩, 미나리, 쌀, 호밀	5mg(10주간)
칼 륨	보리, 무, 미나리, 콩, 바나나, 밀	200mg까지

발　진

♠ 발진을 일으키는 요인

　첫째, 발진은 일반적으로 여성들에게 많이 나타나며, 그 대표적인 예로 화장품이나 월경시 먹는 진통제로 인한 발진이 있다. 이 때, 피부는 가렵고 붉은 빛을 발하며 가벼운 열을 동반하기도 한다.

　둘째, 홍역이나 성홍열, 티푸스 등을 제외하고는 대부분 체내의 박테리아 반응으로 나타나며, 중독성 내지 알레르기성 발진으로 명명된다. 발진을 일으키는 물질은 약품, 화장품, 담배나 기타 음식물 등이다. 발진의 증세가 확대되고 핏줄이 충혈되면, 얼굴이 빨개지고, 뜨거운 물로 샤워할 때에도 가려움증이 심해질 수 있다. 이는 화상의 반응과 유사한 것으로 이로 말미암아 피부가 잠정적으로 붉게 되는 것이다.

　셋째, 불안, 잘못된 수면이나 수면 부족, 업무의 압박으로 인한 정신적 부담이나 스트레스의 경우에도 이런 증상이 나타날 수 있다.

　넷째, 혈액 내의 수은과 카드뮴 수치가 높아도 발진이 생기는 것으로 판명되었다.(중금속은 얼굴 피부를 거칠게 할 뿐만 아니라, 물집과 심지어는 흉터까지 생기게 하는 원인이 된다.)

　다섯째, 나쁜 식생활 습관 때문에 발생하는 비타민 B군의 결핍 시에도 마찬가지로 피부 발진이 생길 수 있다. 피부염이 있는 어린이들의 경우, 리노렌산과 같은 불포화 지방산, 비타민 B6의 복용이 좋은 성과를 보인 바 있다. 비타민 A 역시 본질적인 영양소로서 피부 조직을 튼튼하게 만드는 데 효과적이다.

여섯째, 흉터가 생기거나 손톱 색깔이 하얗게 변하는 것은 아연의 결핍으로 생기는 발진이다.

일곱째, 발진의 또 다른 원인은 지나친 커피와 독한 차, 설탕, 설탕 제품 및 알코올로 인한 영향 결핍과 유기체의 니코틴을 통한 피부의 부담 등이 있다.

♠ 담낭과 발진 사이에는 어떤 관계가 있는가

담낭의 기능은 담낭 속에 있는 염분으로 지방의 소화를 촉진하여 지방의 요소를 분해하는 것이다. 간에서 만들어진 담즙은 담낭 속에 들어 있다.

신체가 영양섭취를 못하여 유기체에 필요한 영양소를 공급하지 못하면, 간은 통제 기능을 상실함으로써 나쁜 지방을 혈관에 보내게 된다. 더욱이 지방뿐만 아니라, 음식물에 들어 있는 중금속의 찌꺼기들도 그 곳으로 흘러들어가게 된다.

식생활과 충분한 수면은 피부 건강에 결정적인 요소이다. 간이 담성분이나 독성 물질을 피부를 자극하는 혈관에 보내면 발진이 생기게 된다.

♠ 발진 치료를 위한 일반적인 손질법

가능한 한 한 충분히 수면을 취하고, 사우나와 목욕을 하는 것이 발진을 일으킨 피부를 치료하는 데 효과적이다.

파라벤 에스터, 파라핀, 폴리글리코레터, 지방산아미드와 같은 첨가물 함유의 화장품은 사용하지 말아야 한다. 나트륨라우릴설파로 제조된 크림은 '라네테-크림'이라고 불리는데, 이것은 따가운 태양빛에 피부를 보호해 주기는 하지만 피부를 부풀게 하는 작용도 하기 때문에 주의해야 한다.

글리코레터는 피부로 스며들면서 다른 성분을 함께 흡수하고, 나트륨라우릴설파보다 몇 배나 세포에 유해하며 신경을 마비시키는 특성을 지니고 있다.

가능한 한 금잔화 크림, 순단백질, 유산이 들어 있는 크림이나, 프로 비타민 A나 불포화 지방산, 라놀린, 레시틴이 함유된 크림을 선택하도록 한다.

식물에서 추출된 성분을 첨가한 크림과 유기산(예컨대 아미노산), 비타민 C와 비타민 B군이 들어 있는 크림도 세포 유해성이 약한 제품이다.

♠ 발진은 아연과 셀렌을 함유한 음식으로 치료하자

발진을 자주 일으키는 피부에는 흔적 물질인 아연과 셀렌이 매우 중요한 요소이다.

아연과 셀렌은 굴, 호밀 씨앗, 대추 야자 열매, 귀리, 가공되지 않은 치즈, 밀씨에 풍부하게 들어 있다.

신선한 생선, 날 옥수수 식품, 현미, 신선한 버섯과 마늘, 소간과 소의 신장도 권장할 만한 식품이다.

청어, 넙치, 연어, 굴 등의 신선한 생선과 육류로 쇠고기, 신선한 닭고기(돼지고기나 송아지 고기는 좋지 않다) 등이 좋다.

신체 조직 치유 요소로 알려진 비타민 A는 아연이 있을 때에만 효과적으로 처리될 수 있다. 체내에 아연이 너무 적으면 비타민 A 결핍 현상이 초래될 수 있다. 아연은 간에서 분해되며, 아연이 부족할 경우, 간에 비타민이 축적되어 간 손상이 일어날 수 있는 것이다.

셀렌을 복용하면 우리 몸에 축적되어 있는 독소가 제거되기 때문에 비타민 E보다 셀렌이 세포 기능과 세포막에 더욱 중요한 요소이다. 아연은 콩, 해바라기씨, 쇠고기, 귀리 등에 들어 있으며, 셀렌은 청어, 다랑어, 버섯, 정어리 등에 함유되어 있다.

☞ **보충 영양소**(부록 참조)

보충 영양소	함 유 식 품	권장 섭취량
비타민 C	시금치, 감귤류 딸기 등	6g이상
비타민 A	생선 간유에서 추출	5만~7만5000I.E.
비타민 B2	달걀, 생선, 간, 우유, 콩류	매일 150mg
비타민 B6	효모, 간, 난황, 옥수수, 밀	매번 50mg까지
셀 렌	넙치, 다랑어, 야자열매, 정어리 등	200ug
니 아 신	육류, 간, 땅콩, 현미, 효모, 콩류	매일 300mg
비타민 D	생선 간유에서 추출	400I.E.
칼 륨	버섯, 콩, 살구, 효모, 갈치	30~50mg
아 연 아스파라트	밀, 쇠고기, 콩, 맥주 효모, 귀리, 해바라기씨	600mg
L카르니틴	500mg까지	

민감한 피부

현대인의 피부가 예전보다 더 민감해진 것은 피부에 자극과 영향을 미치는 환경적인 요소들이 그만큼 증대했기 때문이다.

화학적이든, 물리적이든, 사람은 환경의 갖가지 유해한 형태에 노출되어 있다. 그 결과 많은 스트레스와 육체적 정신적 장애가 나타나게 되는 것이다.

♠ 과민성 피부의 일반적인 증세

과민성 피부는 대체로 다음과 같은 증상을 보인다.

▶ 붉어진 피부

▶ 피지선 장애

▶ 혈액순환 저하

▶ 피부염, 기포, 발반증

▶ 피부 경화

이런 증상들은 통증을 동반하는 신경성 과민반응이거나 예민한 감각과 감수성 때문에 표출되는 감정의 장애라 할 수 있다.

특히 천성적으로 희고 얇은 피부를 지닌 사람들이 이런 반응을 보일 때가 많다. 게다가 피부가 흰 사람들은 통증에도 민감하며, 이 경우, 비타민 D와 비타민 E의 결핍, 당분 부족, 또는 박테리아성 장기능 장애일 때가 대부분이다.

밝은 피부색을 지닌 사람들은 어두운 피부색을 지닌 사람들보다 피부가 얇다. 그렇기 때문에 태양광선에 오래 있으면 피부의 감각 체계는 조직 호르몬 히스타민과 세로토닌의 방출뿐만 아니라, 유전자 DNS의 손상이 일어난다.

그러나 태양 빛에 적절히 피부를 태우면, 피부의 복합 체계가 기능을 발휘하는 한 죽은 세포가 떨어져 나가고 DNS의 손상이 복구된다. 그렇지만, 복합 체계의 메커니즘도 피부가 과도한 양의 태양광선에 노출되면 피부 조직은 재생될 여유를 갖지 못하게 되어 피부는 과민성 반응을 보인다. 즉, 적절한 일광욕만이 유용한 것이다. 약간의 태양광선은 도움이 되지만, 너무 많은 태양광선은 해롭다는 것을 명심해야 한다.

합성 제품(샴푸, 비누, 세척제, 향수)을 자주 사용하면 피부에 유해하며, 피부는 외부의 자극 물질에 대해 투과성을 나타내게 된다. 처음에는 비늘만 일어나다가 뒤에 가서는 염증이 생기고, 그것이 습진으로 발전하게 되는 것이다.

♠ 민감성 피부의 알맞은 손질법

담배를 피우는 사람의 경우, 먼저 담배부터 끊어야 한다.

화장품도 당분간 쓰지 말고, 유아용 바디 오일을 사용하는 것이 가장 바람직하다. 증세가 심할 때는 유황이 함유된 연고를 쓰는 것도 도움이 된다.

적극적 자세를 통해 마음이 자유롭고 편안해지면 그만큼 피부도 안정을 갖게 되고 치유 능력이 강해진다.

과민성 피부 역시 설탕이나 설탕 대용물, 커피나 독한 차는 피하는 것이 좋다.

민감한 피부를 가진 사람들은 대부분 비타민 B군이 결핍되어 있다. 리올녠산과 같은 불포화 지방산과 비타민 B6는(정어리나 호두) 과민성 피부를 가라앉히는 데 효과적이다.

연어, 뿌리 양념과 미나리에 들어 있는 몇 가지 아미노산과 비타민 A 역시 피부문제를 개선하는 데 효과적이다.

우유 제품으로는, 요구르트, 버터 우유, 신선한 치즈, 응유, 크림 등이 좋다.

☞ **보충 영양소**(부록 참조)

보충 영양소	권 장 섭 취 량
비타민 E	400~800I.E.
니 아 신	매일 300ug까지
비타민 B1	30mg
비타민 B2	30mg
판토텐산	매일 300mg
비타민 B6	매일 150mg
☞ 심각한 경우	
비타민 A	5만~7만5000I.E.(3개월간)
비 오 틴	30~50mg까지
니아신 추가	300mg
비타민 D	400I.E.
불포화 지방산	참기름이나 식물성 지방
아 연	600mg

태양광선에 민감한 피부

♠ 태양열에 의한 화상은 왜 생길까

태양열 화상은 피부가 근질거리고 수포가 생기며, 심한 경우 입술이 따갑거나, 눈이 흐릿해지며, 열이 나는 등의 증상을 수반한다.

이것은 피부 표면과 피하층의 세포들만을 연소시키는 과도한 자외선의 영향 때문이다.

어느 정도의 자외선 양이 연소 과정을 일으키는가 하는 것은 다음 네 가지 기준에 달려 있다.

- ▶ 사람에 따라
- ▶ 장소에 따라
- ▶ 시간대에 따라(또는 계절에 따라)
- ▶ 환경 조건에 따라

그리고 태양광선에 민감한 피부를 지니고 있거나 태양열 화상을 입는 사람은 다음 세 가지 구별되는 증상을 나타낸다.

- ▶ 쉽게 붉어지는 피부, 쉽게 체온이 올라가는 체질
- ▶ 피부가 빨갛게 달아오르며 고통스런 수포를 동반
- ▶ 발진으로 인한 피부 손상. 박테리아 감염

♠ 태양열 화상의 예방과 치료

오전 10시에서 오후 2시 사이에는 자외선이 가장 강렬하기 때문에 가급적 뙤약볕에 나가지 말아야 한다. 물, 금속, 모래, 눈은 태양광선의 강도를 훨씬 높이므로 이 점도 유의하도록 한다.

태양으로 화상을 입었을 때에는 찬물로 씻어야 하며, 피부에 단백질을 공급하는 우유나 응유를 바르는 것도 효과적인 방법이다.

그 밖에 달걀의 흰자에는 피부 조직의 유지에 도움이 되는 산소와 유황 성분이 들어 있다. 부가적으로 비타민 A, 비타민 C, 비타민 E를 복용하는 것도 훌륭한 대처 방안이 된다.

♠ 식생활을 통한 태양열 화상 예방

피서를 떠나기 수 주일 전부터 신선한 샐러드와 채소를 많이 먹도록 한다. 적어도 일주일에 세 번 갈치나 넙치, 연어 등과 같은 신선한 생선을 먹으면 더욱 좋다.

그렇게 하면, 저항력이 올라가고, 유기체에 비타민 A, 비타민 C, 비타민 E, 아미노산과 흔적 물질이 공급되기 때문이다. 과일로는 레몬, 오렌지, 살구, 복숭아, 딸기, 귤이 효과적이다.

☞**보충영양소**(부록 참조)

보충 영양소	권장 섭취량	보충 영양소	권장 섭취량
비타민 A	1만~1만5000I.E.	비타민C	10~50mg
비타민 B군	50~100mg	비타민 B6	1~4g

건성피부

♠ 피부가 건조한 이유

건조한 피부는 다이어트를 하는 여성들에게 많이 나타난다. 이는 기본적인 지방산과 영양소들을 공급하지 못하는 다이어트에 그 원인이 있기 때문이다. 피부의 표층에는 땀과 함께 피지를 통하여 결합된 피부 각질, 아미노산, 유산, 광물 성분이 있다.

건성피부는 피부 보호 층에 피지의 몫이 부족한 상태로 이 또한 바람직하지 못한 식생활과 관련되어 있을 때가 많으므로 항상 충분한 영양 섭취가 이루어지도록 해야 한다.

리놀산과 같은 필수지방산은 세포벽을 이루는 구성 요소로, 피부를 안정상태로 만드는 일에 관여한다. 그 외에도 필수 지방산은 세포의 신진 대사에 영향을 주는 것은 물론, 영양소와 세포의 유동액을 교환하는 작용을 조절하는 중요한 기능을 한다.

지방산이 결핍되면 피부는 건조해지고, 비늘이 생기며, 탄력을 상실하게 된다. 그래서 피부가 마치 시든 나뭇잎과 같게 되므로 늙어 보이는 것이다.

♠ 건성피부의 영양 공급

일찍 피부가 건성으로 변하는 것을 막는 가장 중요한 조치는 유해한 환경의 영향을 가급적 피하는 것이다.

복합 활력소인 스핀고세릴(Sphingoceryl)이나 또 다른 활력소 티술란(Tissulan)이 건성 방지에 좋다.

비타민 E는 피부 기층의 새로운 세포 형성을 자극하며, 티술란은 높은 함량의 케라틴을 지닌 각질의 생산을 자극한다.

그렇게 함으로써 피부는 두껍고 단단해지면서 외부의 자극 물질 침투를 방지하게 되는 것이다. 베타-카로틴(매일 25000 I.E.)과 비타민 E(매일 400~800 I.E.), 티술란은 피부의 자기 보호를 촉진할 뿐만 아니라 자연스럽게 빨리 늙는 것을 막아 주는 역할을 수행한다.

♠ 건성피부의 일반적인 관리법

얼굴을 깨끗이 씻은 뒤 보호제로 '히포알레르게네', 비타민 A 크림과 비타민 E 크림, 그리고 밤에 바르는 차갑게 압축된 밀기름, 올리브기름을 바르도록 한다.

알로에베라크림과 알로에베라로션도 건조한 피부를 촉촉하게 해주는데 도움이 된다. 여기에 비타민 E 캡슐에 들어 있는 기름으로 부가적인 지방산을 흡수하도록 한다.

♠ 건성피부를 위한 식이요법

건조한 피부에는 필수지방산, 특히 리놀산이 함유된 음식물을 섭취하는 것이 중요하다. 반죽을 만들 때 응유 기름을 섞어 넣으면 리놀산을 많이 섭취할 수 있다.

응유 기름, 즉 식물성 기름으로 적절한 것에는 옥수수 기름, 밀씨 기름, 호두 기름, 다중 불포화 지방산이 섞여 있는 리놀산 함유 마가린 등이다.

   그 밖에 감자와 국수 역시 건조한 피부에 도움을 준다. 곡류로는 보리, 귀리, 기장, 호밀, 콩, 완두콩, 치커리, 꽃상추, 땅콩, 호두가 효과적이다.

   산성 과일로 좋은 것은 파인애플, 각종 딸기류, 버찌, 자두 등이 있고, 약산성 과일로는 사과와 배, 무화과, 망고, 살구, 파파야가 있다.

☞ **보충 영양소**(부록 참조)

보충 영양소	권 장 섭 취 량
비타민 A	1만I.E.
비타민 B군	매일 50mg
비타민 C	2g이상
유 황	달걀, 육류, 우유, 마늘, 양파, 배추, 무
비타민 D	200~400I.E.
비타민 E	200~400I.E.
레 시 틴	난황, 콩기름, 간장, 뇌
양초기름	필요에 따라

사마귀

♠ 사마귀는 어떻게 생성되는가

갖가지 형태와 크기로 나타나는 사마귀는 노쇠성 사마귀와 일반 사마귀로 구분된다.

'노쇠성 사마귀'는 검은빛을 띤 딱딱한 각질 형태를 하고 있으며, 대체로 피부 상층의 지방질 부분에 자리를 잡는다. 거기서 피지의 분비로 말미암아 지방이 과도하게 많아지면 그것이 사마귀로 자라게 되는 것이다. 그러나 유전적 조건이 원인이 될 수 있다.

'일반 사마귀'는 전염성 피부 종양으로 딱딱한 각질을 가지고 있으며 표면에 미세한 금이 새겨진 융기물이다. 손바닥과 발바닥을 제외하고는 신체의 거의 모든 부분, 심지어는 머리와 턱에도 자란다.

일반 사마귀는 대체로 둥글고 상당히 딱딱한 피부 각층을 이루고 있으며, 피부의 분비물과 점액질이 합쳐져서 생성·성장하는 작은 관을 지닌 접합 조직으로서, 바이러스 감염에 의해 야기된, 피부 상층을 싸고 있는 일종의 포낭이라 할 수 있다.

감염에서 돌출까지는 수 주일에서 수 개월이 걸릴 수 있으며, 감염은 스스로 살갗을 긁을 때 생기며, 사마귀가 저절로 생기는 예는 거의 없다.

♠ 식이요법으로 사마귀를 치료한다

사마귀는 육체의 방어 능력이 약해질 때에 돌출하기 시작한다. 감기에 잘 걸리는 사람들은 방어 능력이 약하다는 의미이므로 사마귀가 생겼을 때 높은 용량의 비타민 C와 비타민 A를 복용하는 것이 좋다.

사마귀가 아예 생기지 않도록 하려면 영양분이 충분한 식생활을 해야만 한다. 우선 비타민 A와 비타민 C, 비타민 E를 많이 섭취해야 하는데, 이런 영양소는 신선한 생선에 **풍부하다.**

과일은 파인애플과 사과, 파파야, 딸기 등을 생선으로는 고등어, 굴, 새우, 넙치 등을 권장할 만하다. 그 밖에 배추와 샐러드, 브로콜리, 당근 등도 사마귀를 예방하는 데 효과적이다.

또한 매화나무 열매를 말려서 잘게 **빻아** 가루약의 형태로 만들어 하루 3~6g 정도 먹거나, 눅진하게 만들어 발라 주는 것도 사마귀 치료에 효과적이다.

☞ **보충 영양소**(부록 참조)

보충 영양소	권 장 섭 취 량
비타민	2만5000~5만I.E.
비타민 E	매일 500I.E. 외용제로도 사용
비타민 C	4g이상
아 연	매일 18정
브로멜라인	신체의 방어 능력이 크게 떨어진 경우
마그네슘	매일 800mg까지(의사의 지시와 처방 필요)

3
입 부위

입술에 생기는 물집

♠ 입술에 물집이 생기는 이유

입술에 물집이 생기는 것은 '헤르페스'라는 바이러스 때문이다. 이 바이러스는 유아기에 건강한 세포 속으로 침입하여, 그 환경을 자신이 활동하기에 좋도록 변형시켜 놓는다.

헤르페스 바이러스는 건강한 상태에서는 병균이 드러나지 않고 잠잠하게 체내에 머물러 있다가 스트레스, 감기, 환경의 영향 및 영양 부족으로 인하여 면역 체계가 약해질 때, 체내에서 활동을 하게 된다.

그렇게 되면 가벼운 입맞춤이나 불결한 식기를 통해서도 전염될 수 있으며, 이 병균이 전염되면 하루나 이틀 정도는 계속 가렵고 약간 당기는 듯한 느낌이 들다가 나중에 물집이 나타나게 된다. 그러나 이 물집도 48시간 이내에 나타나 며칠 지나지 않아 대부분 흉터 없이 아물게 된다.

♠ 입술에 생긴 물집의 일반적인 치료

스트레스는 면역 체계를 약화시켜 바이러스가 번식하기 좋은 여건을 만들어 준다. 따라서 신체가 편안한 상태에서 자체의 항독소를 만들어 낼 수 있도록 긴장을 해소해야 한다.

그러기 위해서는 충분한 수면을 취하고, 비타민 C를 많이 섭취해야 한다. 그리고 면역 체계에 부담이 되는 유독 성분이나 자극적인 물질, 즉 술이나 커피, 독한 약, 정제된 탄수화물 식품은 피하도록 한다.

입술에 생긴 물집을 치료하기 위해서는 다음 세 가지 치료 방법을 이용하도록 한다.

▶ 입술에 가려움증과 함께 당기는 듯한 느낌이 생기면, 즉시 비타민 E 캡슐을 바른다.

▶ 박하잎을 건조시킨 추출물과 황화 아연 또는 리튬을 함유하고 있는 연고를 바른다.

▶ 물집이 생긴 부위에 차가운 얼음주머니를 대고 한 시간 반이나 두 시간쯤 놓아 둔다.

♠ 식생활을 통한 치료

무엇보다도 영양가가 높고 몸에 부담 없이 흡수할 수 있는 식품들을 섭취하도록 한다.

입술에 물집이 생기는 경우, 달걀이나 생선 요리, 요구르트와 견과류가 좋다. 그리고 국수나 감자, 강낭콩 요리, 쇠고기 및 야채류도 효과적인데, 특히 과일은 공복시 먹는 것이 더욱 좋다.

가능한 한 식사 중에는 물이나 다른 음료수를 마시지 않도록 한다. 물이나 음료수는 식사 후 최소한 한 시간이 지난 뒤 마시도록 한다.

위에서 언급한 음식물을 골고루 섭취하게 되면 신체의 에너지 소모나 스트레스를 최대한 줄일 수 있을 것이다.

☞ **보충 영양소**(부록 참조)

아미노산의 일종인 리신이나 비타민 B 복합체, 비타민 C와 비타민 E, 무기질인 아연 등 안티옥시단트가 헤르페스 바이러스에 즉효를 보인다.

보충 영양소	함 유 식 품	권장 섭취량
비타민 C	시금치, 무청, 감귤류 등	1~10g
비타민 E	식물성기름, 땅콩, 우유, 시금치, 간, 달걀	400~1200I.E.
리신(필수아미노산)	생선, 난황	400mg
아연 함유 식품	밀, 쇠고기, 콩, 귀리, 해바라기씨	
비타민 B군	500mg	

윗입술의 주름

♠ 윗입술에 주름이 지는 이유

신체의 특정 부위에 주름이 생기는 것은 인체의 어느 기관에 결함이 있다는 증거이다.

윗입술에 주름이 생기는 것은 주로 췌장의 기능에 이상이 생긴 것을 의미한다. 췌장이 인슐린의 생산과 소화 효소의 분비를 담당하고 있으므로 만약 이 기관이 소화 효소를 생산하지 못하거나 불충분하게 생산한다면, 신체는 영양소를 제대로 흡수할 수 없게 되는 것이다. 긴장 상태에 처해 있다거나, 제대로 된 식사를 하지 못하고 독한 약을 장기간 복용할 경우 윗입술의 주름은 더 많아진다.

이를 예방하기 위해서는 비타민 B6와 단백질(달걀 흰자를 날 것으로)을 추가하여 복용하도록 한다.

♠ 윗입술의 주름은 영양분을 잘 흡수해야 없어진다

윗입술의 주름을 줄이기 위해서는 우선 영양소를 충분히 흡수시켜야 하므로 소화가 잘 되는 음식을 섭취해야 한다.

음식물의 소화에 중요하게 작용하는 요소는 효소인데, 그 까닭은 효소가 음식물의 성분을 신체가 이용할 수 있는 단위로 잘게 나누어서 보다 효과적으로 분배해 주기 때문이다.

소화기관 내에 가스가 형성되어 복부가 팽창되는 것도 효소가 부족한 데서 오는 것이다.

효소의 가장 좋은 공급원은 역시 신선한 과일이다. 그리고 견과류는 다중 불포화 지방산과 비타민 B군을 공급해 준다. 지방산은 신진대사에 필요한 비타민 F의 구성 성분인 유산, 리놀산, 리놀렌산 그리고 아라키돈산이 있다.

그러나 땅콩은 다른 견과류와 소화가 잘 되지 않고 피곤하게 만들므로 가능한 한 먹지 않도록 한다.

신선한 채소, 달걀, 쇠고기와 생선에도 효소가 풍부하다. 뿐만 아니라, 조개와 갑각류에 들어 있는 다량의 불포화 지방산이나 식물성 기름에 들어 있는 식물성 지방도 효과적이다.

또한 무화과를 먹으면 식욕이 늘어나고 소화가 촉진되므로 말려서 하루 30~60g 종도 달여 먹거나, 신선한 것을 그대로 먹으면 좋다.

☞ **보충 영양소**(부록 참조)

보충 영양소	함 유 식 품	권장 섭취량
비타민 B6	간, 난황, 옥수수, 곡류의 배아, 육류	60mg
비타민 E	밀, 콩, 달걀, 간, 우유, 연어	300I.E.
비타민 B군	니코틴산, 비오틴, 폴산, 판토텐산	매일 10~50mg

불규칙한 치열

♠ 치아가 불규칙하게 나는 원인

불규칙한 치열은 통증과 함께 외모에도 영향을 끼치므로 적극적인 사회생활을 저해하기도 한다. 그러므로 어린이의 경우 만 12살이 되기 전에 불규칙한 치열을 교정받는 것이 좋다.

영양 부족도 고르지 못한 치열의 원인이 된다. 불소는 치아가 쇠약해지는 것을 예방해 주므로 불소가 부족할 경우 치아의 발육이 저해되며, 나중에는 충치를 유발하게 된다.

그러나 불소를 너무 많이 섭취할 경우 칼슘 흡수 장애로 인해 치아에 흰 반점이 생길 수 있다. 이런 증상이 나타나면 불소 중독에 대한 해독제로서 칼슘을 공급해 주어야 하므로 전문의와 상의하도록 한다.

일반적으로 미네랄 워터에는 불소 화합물이 포함되어 있는데, 이 중 나트륨플루오리드는 독성을 지니고 있으므로 주의를 필요로 한다.

불소 화합물을 섭취하게 되면 섭취량의 90% 가량은 혈액으로 들어가는데, 그 중 절반은 소변으로 다시 배설되며, 나머지 반은 치아와 뼈로 흡수된다.

그런데 음식물을 섭취할 때, 주요한 미량 원소, 즉 몰리브덴이 부족하게 되면 우리 몸은 불소를 저장할 수 없게 된다.

만약 동물성 단백질만을 일방적으로 섭취하거나 영양소가 부족한 식사를 계속 하게 된다면 몰리브덴의 흡수량이 미흡해 다른 영양소들도 충분히 흡수하지 못하게 되는 것이다.

그러므로 유아기 때부터 비타민 C와 불소 화합물 그리고 몰리브덴을 충분히 공급해 주도록 주의해야 한다.

영양 부족은 치열 불량의 원인이 될 수 있을 뿐만 아니라 상아질을 갈색으로 변화시킬 수도 있기 때문이다.

치아에 문제가 있는 성인들의 경우, 비타민 C를 이용한 요법(며칠 동안 14g)을 실시하면 치아의 외관을 눈에 띄게 개선시킬 수 있다.

또한 잇몸과 치아의 건강에는 비타민 C 못지않게 비타민 A도 중요하다. 비타민 A는 쇠고기, 우유, 달걀 노른자에 많이 함유되어 있다.

♠ 불소 화합물을 함유한 식품을 많이 섭취해야 한다

알루미늄은 체내에서 불소를 이용하는 데 방해가 되기 때문에 가능한 한 알루미늄이 포함된 소금은 삼가도록 한다.

불소 화합물은 해산물, 치즈, 육류, 밀가루로 만든 음식 및 젤라틴 등에 함유되어 있다.

그리고 불소의 흡수를 도와 주는 미량 원소인 몰리브덴은 주로 채소나 알곡류 같은 식물성 음식에 많이 함유되어 있다.

예를 들어, 콩, 완두콩, 감자, 당근, 메밀이나 밀, 양배추가 그것이다.

어린이들에게는 비타민 C가 풍부한 신선한 음식을 주도록 해야 한다.

생선에서 양질의 단백질을, 녹채류와 양배추와 같은 식물에서 미립자 영양소를 섭취할 수 있다.

기름은 식물성 기름, 즉 콩기름과 옥수수 기름을 사용하도록 한다.

☞ **보충 영양소**(부록 참조)

보충 영양소	함 유 식 품	권장 섭취량
비타민 C	시금치, 감귤류, 딸기 등	최소한 14g
칼 슘	각종 생선뼈, 치즈, 참깨	매일 500mg
바 나 듐	수수, 난황, 콩기름, 당근, 아보카도	매일 1~2mg
몰리브덴	콩, 수수, 붉은 양배추, 밀씨	매일 0.3mg
셀 레 늄	의사 처방따라	
실리시움	순무나 일반 무에 다량 함유	

입 냄 새

♠ 입냄새를 유발시키는 요인

입냄새의 원인은 여러 가지가 있다.

첫째, 그릇된 영양섭취와 불충분한 구강 위생이나 치아 위생은 가장 흔한 원인이다.

둘째, 입이 마르거나, 스트레스와 신경과민으로 인해 생기기도 하는 데 이 냄새는 자극이 가라앉는 즉시 사라지게 된다.

셋째, 담배를 많이 피우는 경우이다.

넷째, 이질적인 박테리아가 요독증을 유발해 구강에서 소변 냄새와 비슷한 냄새를 나게 한다.

다섯째, 구강 점막의 염증이나 만성 편도선염, 또는 당뇨병이 나쁜 입냄새를 만드는 경우가 있다.

여섯째, 혈액 속의 중금속, 대기 중의 유독성분(비소, 납, 비스무트), 흡연이나 과일주에서 생기는 메탄올도 원인이 된다.

일곱째, 해로운 박테리아가 잘 소화되지 않은 음식물 속에 살면서 부패 가스를 만들어 내는 경우도 있다.

그러므로 양치질을 해도 입냄새가 계속 난다면 이는 건강에 이상이 생겼다는 신호이므로 영양섭취에 변화를 주고, 전문의와도 상담해 봐야 하겠다.

♠ 입냄새를 줄이기 위해서는 …

가장 근본적인 입냄새 치료방안은 우선 음식 찌꺼기가 이빨 사이에 끼지 않도록 하는 것이다.

식사를 한 다음에는 언제나 철저하게 양치질을 하고, 가능하다면 칫솔을 자주(2주에 한 번 정도) 바꾸도록 한다.

구강제는 불쾌한 냄새를 없애 주고 상쾌한 숨결을 오래 지속하게 해 주기는 하지만 치아가 깨끗하고, 소화가 잘 되며, 몸에 병이 없는 상태일 때만 효과가 있다.

♠ 식생활 개선으로 입냄새를 없앤다

입안을 상쾌하게 유지하기 위해서는 먼저 소화가 잘 되어야 하며, 효소는 소화를 촉진시키는 역할을 한다.

또한 신선한 과일 속에는 효소는 물론, 섬유질이 함유되어 있으므로 소화가 잘 되지 않아 입냄새가 날 경우, 과일을 많이 먹는 것이 좋다.

반대로 설탕으로 만든 음식과 소시지, 통조림이나 저장 식품, 담배, 케이크, 밀가루는 물론이고, 정제된 탄수화물로 만든 식품도 삼가도록 한다.

녹색을 띤 신선한 야채, 예를 들어 버섯, 무, 시금치, 고추, 파슬리 등은 이것들은 탄수화물이 적게 들어 있어서 소화가 잘 되지 않을 때 많이 먹도록 한다.

그러나 효모는 오히려 속을 더부룩하게 만들므로 효모가 들어 있는 식품은 피하는 것이 좋다.

☞ **보충 영양소**(부록 참조)

보충영양소	함 유 식 품	권장 섭취량
비타민 A	간, 난황, 버터, 시금치, 토마토, 당근, 호박	매일 1만I.E.
니 아 신	육류, 간, 땅콩, 현미, 효모, 콩류	300μg까지
비타민 B6	간, 난황, 밀, 육류, 옥수수	50mg
비타민 C	시금치, 딸기, 감귤류, 무청 등	1000mg 이상
마그네슘	밀, 참깨, 콩, 기장, 현미	500g
아 연	콩, 해바라기씨, 쇠고기, 귀리	매일 40mg
락토바시릴쿠스 엑시도필루스 : 요구르트 한 잔에 1~2티스푼씩		

이를 가는 습관

♠ 왜 이를 가는 것일까

일반적으로 이를 가는 것은 단순한 영양 부족, 즉 칼슘과 판토텐산의 결핍에 의한 근육의 수축 때문이다. 특히, 판토텐산은 체내에서 형성되지 않기 때문에 외부에서 음식물을 통해서 공급을 받아야 한다는 것을 명심해야 한다.

이를 가는 습관은 치석, 부정 교합, 잘못 자리잡은 의치, 잇몸 손상, 갑상선 장애의 원인이 될 수도 있으므로 특히 어린이들에게는 주의가 필요하다.

이를 가는 습관이 심해지면 '파로돈토제(Parodntose)'라고 알려져 있는 치주염으로 진전될 수 있다. 또한 이가 흔들리거나 치아 충전물이 닳고, 파손되는 식으로 치아와 구강에 지장을 나쁜 영향을 주므로 가능한 한 빨리 치료를 하는 것이 바람직하다. 그러나 단순히 스트레스를 많이 받거나, 육체적으로 피로한 날에도 밤에 이를 가는 경우가 많다.

♠ 이를 가는 습관은 칼슘 섭취로 퇴치하자

스트레스를 심하게 받아 이를 가는 것과 같은 무의식적인 근육의 움직임이 일어날 때에는 야채와 채소를 통한 칼슘의 섭취가 도움이 된다.

칼슘이 많이 함유된 음식에는 참깨, 콩나물, 마늘, 파슬리, 해바라기씨 가루와 절인 양배추 등이 있다. 그리고 밀, 호밀, 보리, 귀리, 메밀과 같은 곡류도 양질의 칼슘 공급원이다.

송이 버섯이나 콩가루, 말린 대두, 불콩, 말린 완두콩 및 현미(다량의 셀레늄을 함유하고 있으며 대기 중의 독소에 오염되지 않고, 신체의 고유한 저항력을 촉진시킨다)에는 칼슘은 물론이고, 판토텐산도 함유되어 있으므로 이를 가는 습관을 고치고자 할 때에는 버섯과 콩을 많이 먹도록 한다.

그 밖에도 건대구나 대구, 갑각류의 살, 청어, 정어리와 같은 생선들은 칼슘, 철, 소량의 비타민 B 복합체를 공급해 준다.

모든 조개류 특히 가리비, 날개조개(잔드아우스터른), 굴, 바닷가재, 식용 새우는 많은 칼슘을 함유하고 있으며, 판토텐산은 대하와 크릴 등에도 많이 들어 있다.

육류의 경우, 쇠고기와 송아지 고기 중 심장, 신장, 간과 같은 내장을 권할 만하다.

☞ **보충 영양소**(부록 참조)

보충 영양소	함 유 식 품	섭취량
비타민 A	간, 난황, 당근, 호박, 토마토	1만I.E.
비타민 B1	현미, 쌀겨, 콩류, 보리, 돼지고기	10mg
비타민 B2	달걀, 생선, 간, 우유, 치즈, 육류, 콩류	10mg
비타민B6	간, 난황, 육류, 밀, 옥수수, 효모	50~60mg
니 아 신	육류, 간 땅콩, 현미, 콩류	500μg
판토텐산	간, 치즈, 난황, 이스트, 어류, 조개류, 육류	50mg
비타민 C	시금치, 무청, 감귤류 등의 과일과 채소	14g
요 오 드	미역, 김, 새우, 조개, 굴, 고등어	매일 5g

4

눈 부위

눈의 건강은 비타민 A에 의해 좌우된다

인체에서 눈은 실행능력과 감각력을 지닌 기관으로서 그 중요성은 두말 할 나위가 없다.

눈은 빛의 자극에 대해 130만~150만 개의 수신기를 보유하고 있으며, 사진기의 렌즈와 같은 원리에 따라 작동한다.

즉 외부에서 빛이 둥근 안구에 들어와 투명한 각막을 통해 망막으로 전달되면, 망막은 영상을 만들어 내며, 홍채는 빛의 입사량을 조절한다.

눈의 건강은 비타민 A의 균형 상태에 따라 크게 좌우된다. 비타민 A가 조금만 결핍되어도 눈은 빨리 피로해지는데, 이런 경우 눈은 빛에 민감해지고 눈까풀도 건조해지며, 병원체에 감염되기 쉽다.

눈까풀 앞에 있는 150~200개 가량의 건강한 속눈썹은 눈을 보호해 주는 기능을 한다.

속눈썹은 강한 빛의 입사와 태양광선을 막아 주는 차양 역할을 하고, 먼지나 매연, 작은 벌레와 같은 이물질이 침투하는 것도 막아 준다.

조명도가 너무 강하면 비타민 A가 지나치게 소모되어 눈이 더욱 민감해지며, 눈까풀은 건조해지면서 간지러워진다. 이 결과 속눈썹도 일반적인 수명인 5~6주보다 빨리 떨어지고 눈의 보호 기능도 감소하게 되는 것이다.

눈은 자신의 눈동자를 집중하려 하는 습성이 있기 때문에 너무 짧고 듬성듬성한 속눈썹은 자주 눈동자를 끔벅거리게 하여 눈가의 주름을 생기게 하는 원인이 된다.

속눈썹이 빠진다 해도 일반적으로는 그리 큰 문제가 발생하지는 않는다. 왜냐 하면, 본래 속눈썹은 수명이 짧기 때문이다.

그러나 다른 털이나 모발과 비교하여 속눈썹의 손실이 두드러질 때에는 신경을 써야 할 필요가 있다.

짧고 가는 속눈썹, 나쁜 시력, 피하와 피부 상부의 유동액 부족으로 눈을 자주 깜빡거리면, 눈 밑에 잔주름이 지거나 주름이 잡히고 기미가 생길 수 있다. 이는 각종 선병, 특히 홍선, 갑상선, 부신 활동과 관계가 깊다는 점에 주목해야 한다.

한편 조직 내에 수분축적, 부종(수종)이 형성된 경우, 눈까풀이 부풀어오르게 되는데, 이는 장에 이상이 있음을 암시하는 것이다.

윗 눈까풀 상태를 보고 자신의 근력이나 힘의 축적 상태를 알 수 있다. 눈까풀이 얇고 창백하다든지 투명한 빛을 띠고 있으면, 아마 원기가 부족하고 피로와 노곤함을 자주 느낄 것이다.

이것은 대체로 비타민 C, 비타민 B군, 마그네슘이 결핍되어 있는 경우이다.

눈썹과 속눈썹의 일반적인 손질법

속눈썹 보호를 위한 확실한 방안은 피마자(아주까리) 기름으로 매일 손질을 하는 것이다. 이 때 손질하는 방향에 주의해야 한다.

솔질은 위에서 아래로 해야 하며 그 반대 방향은 좋지 않다. 왜냐 하면 아래서 위로 솔질할 경우 미세한 속눈썹들이 손상을 당하기 때문이다.

손으로 눈썹을 만지고 눈까풀에 화장을 하는 사람은 매일 솔질하는 것이 바람직하다. 속눈썹에 하는 화장품은 약한 속눈썹을 건조하게 하기 쉬우므로 속눈썹에 기름기를 공급하고 유연하게 해 주는 피마자 기름을 이용하도록 한다.

민감하고 잘 건조해지는 눈 아래 부분은 비타민 E(캡슐)를 사용할 때 매우 효과적이다.

핏발이 선 눈

♠ 눈에 핏발이 서게 되는 여러 가지 원인

혈관에서 동공의 흰자위로 흘러나오는 출혈 현상은 높아진 투과성의 결과이다. 주로 원인은 니아신과 비타민 A, 시트린 결핍에 있다.

눈을 맑고 깨끗하게 보존하기 위해서는 무엇보다 비타민 A, 비타민 B군, 비타민 C, 비타민 E, 그리고 단백질의 섭취가 필수적이다.

비타민 B군이 결핍되면 심한 경우 안구 근육 마비까지도 일어날 수가 있다.

그러면 눈이 따가워지거나 간질거리고, 빛에 극히 민감해지며, 혈관에서 피가 흘러나와 눈 속으로 흘러든다.(비타민 B군 결핍 시에는 계속 눈물이 흐를 수도 있다.)

눈에 핏발이 생기면, 체내에 비타민 C, 루틴, 비타민 B2, 니아신, 비타민 E가 충분히 공급되도록 고려해야 할 것이다.

♠ 식생활 개선으로 핏발이 선 눈을 치료한다

매일 가공되지 않은 견과류, 즉 호두나 땅콩, 해바라기씨, 참깨, 잣 등을 많이 먹도록 한다.

그 밖에 보리나 귀리, 미나리, 당근, 배추와 참외, 딸기, 살구도 핏발이 선 눈에는 효과적이다.

전해물질의 운동을 개선하려면 가공되지 않은 바나나가 이상적인데, 이는 바나나에 칼륨과 마그네슘이 매우 풍부하기 때문이다.

☞ **보충 영양소**(부록 참조)

보충 영양소	함 유 식 품	권장 섭취량
비타민 A	간, 난황, 버터, 시금치, 당근, 호박	2만5000I.E.
비타민 B2	달걀, 생선, 간, 우유, 치즈, 육류, 콩류	150mg
니 아 신	육류, 간, 땅콩, 현미, 효모, 콩류	500mg
비타민 C	시금치, 무청, 감귤류 등	4g까지
비타민 E	식물성 기름, 땅콩, 우유, 시금치, 간, 달걀	1200I.E.
엘렉트로리테	500mg	

눈과 눈까풀이 붉어지는 경우

눈과 눈자위가 붉어지는 까닭은 주로 결막염 때문이다. 붉은 눈은 감기나 전염병을 예고하는 것일 수도 있지만, 결막염이나 다른 심각한 눈병의 징후인 경우가 대부분이다.

화장품 알레르기 역시 이런 증상을 나타낸다. 속눈썹이 눈까풀 가장자리에 달라붙게 되면 종종 염증이 생기게 된다.

눈까풀은 아이섀도나 눈 화장을 하고 있을 때, 사상균과 박테리아가 더욱 빨리 번식하여 피부를 손상시키기 쉬우므로 주의해야 한다.

만일 눈자위에 작은 비늘 같은 것들이 형성된다면 이것은 대장 기능이 좋지 않다는 의미이다.

즉, 대장에 박테리아가 기생하거나 지나치게 증가해서 장의 신진대사와 소화를 저해했기 때문이다.

눈 주위가 붉어지고 염증이 생기는 다른 원인은 대상포진이다. 이 급성 피부 질환은 대부분 신체의 특정 부위, 즉 눈의 척수신경에만 감염된다.

이럴 경우 붉은 눈 주변에 기포 모양의 발진이 생기게 된다. 대상 포진의 원인은 비타민 C와 비타민 B군 결핍에 의해 일어나는 어린 시절에 걸린 풍진의 재발 때문이다.

처음에는 간헐적으로 눈 부위에 통증과 함께 눈까풀이 부어오르고 나중에는 감기에 걸려도 열이 나고 식욕이 없으며, 눈이 아프고 따끔거릴 수 있다.

그리고 대략 일주일이 지나면 물집이 생기고 발진이 일어나기도 한다.

아주 심한 경우 눈의 압력이 상승할 수 있다. 이런 증상이 나타나면 즉시 전문 의사에게 찾아가 치료를 받도록 한다.

눈부위가 붉어질 경우 가능한 한 눈 화장은 피하고, 눈을 규칙적으로 마사지하며 비타민 E 기름으로 눈까풀을 부드럽게 해 주도록 한다.

♠ 비타민 섭취로 붉어진 눈 부위를 치료하자

비타민 B군과 비타민 C가 풍부한 음식물을 우선적으로 선택해야 한다. 여기에는 가공되지 않은 견과류, 배추, 상추, 뿌리 야채, 보리나 귀리 등이 있다.

빵에는 버터를 듬뿍 바르는 것이 좋다. 버터는 비타민 A와 프로 비타민 A(베타-카로틴)를 공급해 주기 때문이다.

양고기는 비타민 B군이 풍부하고, 해초는 비타민 D, 비타민 E와 비타민 F를 함유하고 있다.

비타민 B군은 신경을 돌보는 기능을 수행하므로 매우 중요한 영양소이다.

일반적으로 대상포진에는 티아민 하이드로클로리드와 비타민 B12 근육주사를 주고 있다.

비타민 A와 비타민 C는 손상된 피부의 치료 과정을 도와 주며, 칼슘과 마그네슘은 예민한 시신경을 보호하는 데 중요한 요소이다.

☞ **보충 영양소**(부록 참조)

보충영양소	함 유 식 품	권장 섭취량
비타민 A	간, 난황, 버터, 시금치, 무청, 토마토, 당근, 호박	심각한 경우 매일 1000I.E.
비타민 B1	현미, 쌀겨, 콩류, 보리, 돼지고기	200~300mg
비타민 B6	간, 난황, 옥수수, 곡류의 배아, 육류	150mg까지
비타민 B12	간, 치즈, 어류, 육류, 조개류	500ug
비타민 C	시금치, 무청, 감귤류, 딸기	주사 때마다 4g
칼 슘	각종 생선뼈, 치즈, 참깨	매일 500mg
칼 륨	귀리, 보리, 무, 미나리, 콩, 바나나, 밀	매일 500mg

부어오르는 눈까풀

♠ 어떤 사람들이 눈까풀이 부어오를까

대개 비만한 사람들이 눈까풀이 부어오르는 경우가 많다. 특히 담배를 많이 피우는 사람들은 아침에 부어오르는 경향이 있으며, 알코올과 커피, 수면 부족도 눈까풀을 부어오르게 하는 주요 원인이 된다.

눈까풀이 부어올랐다는 것은 유기체의 어떤 부분이 좋지 않다는 것을 암시하는 것이다.

예를 들어, 왼쪽 눈에 잔주름이 많다면, 이는 비장의 부담을 알려 주는 것이다. 또한 눈까풀 아래쪽이 부운 사람은 대체로 신장 기능이 약하다.

그리고 부기가 대략 1cm 가량 아래쪽으로 더 부어 있다면, 그것은 심장 기능이 좋지 않다는 증거이다.

♠ 눈까풀이 부어오를 때는 휴식과 마사지가 최고

주로 수면 부족이나 알코올과 니코틴의 과다 복용 시에 눈까풀이 부어오른다.

이 때는 우선 부어오른 부분을 부드럽게 마사지하거나 전문 병원에서 임파선 드레나아즈를 받도록 한다.

눈까풀이 붓고 피로를 느끼게 되면 휴식을 취해야 한다. 2개의 탈지면에 아이 로션이나 비타민 E 기름을 적신 뒤 10~15분 가량 바르도록 한다.

부운 눈까풀이 다른 허약한 신체나 감기와 관련된 것이라면 의사의 치료를 받아야 하는데 이런 경우는 식생활 개선으로도 치료가 어렵기 때문이다.

♠ 소금을 적게 섭취해야 한다

가급적 소금의 사용을 줄이도록 한다. 음식에 소금이 많이 들어가면 소금 정체가 일어나 몸에 유동액이 쌓이기 때문이다.

육류로는 조류(냉동되지 않은 것), 특히 닭고기, 닭간, 오리를 섭취하는 것이 좋으며, 생선은 연어만이 비타민 B가 풍부하다.

보리, 완두, 기장, 귀리, 쌀도 좋은 맛과 영양을 공급하므로 많이 먹도록 한다.

견과류로는 호두와 개암열매가, 그리고 야채로는 양배추가 각종 비타민을 풍부히 제공한다.

그 밖에 부추, 양파 등의 뿌리 야채도 눈 부위의 부기를 가라앉히는 데 효과적이다.

단백질 공급원으로는 식물성을 선택하도록 하며, 요구르트는 장기능을 원활히 해 주기 때문에 매일 섭취하는 것이 좋다.

매일 적어도 150mg의 비타민 B6를 섭취하면 부기를 가라앉게 하는데 효과적이다.

☞ **보충 영양소**(부록 참조)

보충 영양소	함 유 식 품	권장 섭취량
비타민 C	시금치, 무청, 감귤류, 딸기 등의 과일과 채소	매일 200~500mg
비타민 D	간, 난황, 버터, 고등어, 정어리	매일 400I.E.
비타민 E	밀, 콩기름, 땅콩, 달걀, 간, 우유, 식물성 기름, 밀, 시금치, 연어	매일 400~800I.E.
비타민 B	30mg까지	
프로텐산	매일 250mg까지	

눈가의 주름

♠ 눈가 주름의 원인

눈가의 주름은 시력이 나쁜 사람에게 많이 나타난다.

속눈썹이 굵고 튼튼해야 눈을 깜빡거리지 않는다. 그렇지 않아 눈을 자주 깜빡거리거나 눈살을 찌푸리게 되면 갈수록 눈가에 주름살이 많이 잡히게 되는 것이다.

피하조직과 유동액 상태는 피부의 탄력을 유지하는 데 결정적이다. 즉 수분과 전해물질의 균형이 피부를 팽팽하고 탄력적으로 만드는 작용을 한다. 잔주름이나 눈가의 주름, 원형 주름은 피하와 피부 표면의 유동액 결핍으로 인하여 생긴다.

그 밖에 각종 선병, 특히 흉선과 갑상선, 부신의 활동, 눈 주위의 기름 부족으로 주름이 잡히기도 한다.

♠ 눈가 주름 제거에는 영양 크림보다 비타민이 더 효과적이다

일반적으로 눈가의 잔주름을 줄이기 위해 영양 크림과 재생 크림을 바르는 경우가 많다. 하지만, 이런 치료법보다 비타민이 훨씬 효과적이다.

비타민 A와 비타민 C를 혼합한 비타민 E는 비타민 결핍과 직접 관련된 눈의 제반 문제들을 제거해 준다. 예를 들어, 눈 근육이 약하다거나 사시인 경우, 또는 눈의 초점이 불명료한 경우에도 비타민 E와 비타민 B군로 치료하는 것이 효과적이다.

근시와 시신경이 약해 눈을 깜박거림으로써 눈가에 주름이 생기는 경우는 식생활 개선을 통해 수정체가 건강해지도록 주의를 해야 한다.

주로 지방을 분해하는 비타민과 단백질을 섭취해야만 하는데 이런 영양소는 신선한 생선에 많이 함유되어 있다. 그 중 조개와 굴, 신선한 청어, 해초는 특히 단백질을 풍부하게 함유하고 있다.

다음은 단백질과 비타민을 많이 함유하고 있는 음식들이다.

▶ 유제품 : 응유, 농가 생산 우유, 버터 우유, 신 우유

▶ 야채 : 꽃상추, 양배추, 마늘, 양파, 시금치, 토마토, 죽순

▶ 과일 : 포도, 파인애플, 바나나, 자두, 무화과, 버찌, 사과

▶ 견과류 : 달콤한 편도, 햇땅콩, 개암열매, 피컨너트

☞ **보충 영양소**(부록 참조)

보충 영양소	함 유 식 품	권장 섭취량
비타민 A	간, 난황, 버터, 당근, 호박	1만I.E.
비타민 E	밀, 땅콩, 달걀, 간, 우유, 식물성기름	200~400I.E.
비타민 C	시금치, 무청, 감귤류 등의 과일과 채소	매일 2~6g
폴 산	효모, 간, 난황, 우유, 육류	400ug
비타민 B1	현미, 콩류, 밀, 돼지고기, 쌀겨	50mg
비타민 B6	간, 옥수수. 난황, 밀, 효모	50mg
아 연	밀, 쇠고기, 콩, 맥주효모, 귀리	40~80mg

5

목과 가슴

병적으로 굵은 목

♠ 목이 굵어지는 원인

목둘레가 지나치게 굵어지는 것은 대개 갑상선의 기능 항진과 관계가 있다.

이 증세를 겪고 있는 사람들은 일반적으로 눈이 튀어나오거나 동공이 확대되어 있다. 그리고 잠을 제대로 자지 못하거나, 갑작스럽게 흥분을 한다.

뿐만 아니라, 이들은 자주 호흡 곤란을 느끼거나 탈모증이 생기고, 전체적으로 매우 쇠약한 상태가 된다.

그 밖의 징후로 신경쇠약이나 허탈, 무력증, 체중감소, 갑상선종, 변덕, 수전증, 식은땀을 흘리는 것 등이 있다.

갑상선종은 혈액에 콜레스테롤이 너무 적거나 전체적인 기초대사량이 상승하여 생긴다.

요오드가 결핍되면 효소와 갑상선 체계에 장애를 유발하게 된다.

즉, 갑상선은 팽창되고 효소체계가 무질서하게 되어 신체에 공급된 영양소들이 제대로 작용을 하지 못하게 되는 것이다.

이를 위해서는 영양 공급을 늘리고 식생활을 개선하여 다른 영양분을 추가로 섭취해 주도록 해야 한다.

♠ 영양섭취에 있어서의 주의 사항

저칼로리 내지 영양소가 부족한 다이어트를 병행하는 경솔한 살빼기 요법을 실시해서는 절대 안 된다.

가능한 한 모든 동물성 육류를 멀리하고 채식이나 달걀, 벌꿀 내지 유제품을 통해 기본적인 영양소를 섭취해 주어야 한다.

그러나 비타민 B 복합체의 소모를 줄이기 위해서 동물성 단백질의 공급을 무조건 배척해서도 안 된다. 왜냐 하면, 탄수화물과 단백질 대사의 기능에 장애가 있을 때 비타민 B 복합체가 많이 소모되기 때문이다.

♠ 갑상선 기능의 향상을 위한 식생활

커피와 진한 차에 함유된 카페인과 니코틴 및 알코올은 신체의 영양 수요를 높이므로 먹지 않도록 한다.

갑상선에 가장 좋은 영향을 끼치는 것은 카르니틴이다. 카르니틴은 최근에 발견된 중요한 비타민 K 복합체로서 인간의 기관과 양고기에 자연적인 형태로 들어 있다.

갑상선 기능을 돕기 위해서는, 아미노산과 메티오닌, 리신, 미네랄인 칼슘과 마그네슘, 미량원소인 붕소, 아연, 비타민 C와 비타민 B 복합체가 들어 있는 음식물을 고르는 것이 좋다.

위의 영양소를 함유한 음식물은 닭고기, 쇠간, 닭간 요리, 칠면조 고기, 송아지 고기, 집토끼 고기와 같은 육류이다.

싱싱한 대구, 건대구, 넙치 등의 신선한 생선과 조개나 갑각류, 새우 등은 양질의 아연 공급원이며, 우유, 버터 우유, 응유, 발효유 같은 유제품과, 호박씨, 참깨, 신선한 녹색 채소 등도 갑상선 기능을 향상시키는 데 효과적이다.

☞ **보충 영양소**(부록 참조)

보충 영양소	함 유 식 품	권장섭취량
비타민 A	생선 간유에서 추출	10만I.E.
콜　　린	달걀 노른자, 간, 맥주 효모, 밀씨	50~100mg
폴　　산	효모, 간, 난황, 우유, 육류	400~800μg
이노시톨	곡물, 효모, 육류, 우유, 견과류, 야채	50~100mg
비타민 C	시금치, 무청, 감귤류 등의 과일과 채소	2~4g
비타민 E	식물성 기름, 땅콩, 우유, 간, 달걀	1000 I.E.
칼　　슘	각종 생선뼈, 치즈, 참깨	500~1000mg
요 오 드	미역, 다시마, 김, 새우, 조개, 굴	600μg
마그네슘	참깨, 말린 콩, 기장, 현미, 효모	200~500mg

목의 주름

♠ 목에 주름이 특히 잘 생기는 사람

흡연은 신체로부터 비타민 C와 프로 비타민 A를 빼앗아 가며, 간의 기능을 심하게 악화시켜 식사를 통해 섭취한 지방을 분해할 수 없게 한다.

지방은 일종의 연쇄 반응으로 유해물질을 방출하는 기능을 하는데 위와 같은 경우 소위 '자유기'라고 불리는 이 분자들이 유익한 영양소들의 구조를 파괴하고, 유독 성분의 분해를 방해하게 된다.

물론, 담배를 피우지 않는 사람도 영양섭취를 제대로 하지 않으면, 나이가 들면서 위의 과정이 나타난다.

그러나 니코틴은 그 과정을 더욱 촉진시키는 역할을 하므로 문제가 되는 것이다.

♠ 목 주름 예방과 치료

목에 주름이 심하게 지거나 테가 생기는 최초의 징후는 얼굴이 붉어지는 것이다. 목에 깊게 주름이 지는 것은, 기관의 조정 능력 결여, 즉 방어 체계의 약화를 암시하는 것이다.

주름이 생기는 것이나 피부에 탄력성이 사라지는 것은, 기관의 손상으로 인해 서로 결합된 단백질 화합물이 방어기능을 방해하여 나타나는 현상이다.

술이나 니코틴, 또는 지나친 일광은 이 과정을 악화시키는 작용을 한다. 예방을 위해서는 안티옥시단트로 영양소를 보충해 주는 것이 좋다.

이 경우, 목은 얼굴로 인해 그늘져 있기 때문에, 주름이 진 다음에야 비로소 손질의 필요성을 느끼게 된다.

그러나 주의해야 할 것은 작은 주름이 생겼을 때도 절대 손질을 게을리해서는 안 된다는 것이다. 시간이 흐르면 작은 주름들이 테두리나 두꺼운 주름으로 변하기 때문이다.

일상 생활에서도 항상 바른 자세를 유지하도록 해야 하는데, 예를 들어 두꺼운 베개를 베고 자거나, 독서를 할 때 턱을 가슴 쪽으로 숙이지 말고, 글을 쓸 때도 똑바로 앉아야 한다.

문제가 생긴 목 부위에 기름과 물로 된 유탁액을 자주 발라주면 수분이 많아져 피부가 보다 탄력 있고 매끄럽게 보이게 된다. 콜라겐이 함유된 크림은 자주 선전되긴 하지만, 피하(皮下)에 흡수되지는 않는다.

샤워나 목욕, 사우나 후에 촉촉한 상태의 피부에 비타민 A나 E와 같은 작용물질이 함유된 피부용 오일을 부드럽게 문질러 바르는 것도 피부 탄력과 매끄러움을 유지하는 좋은 방법이다.

♠ 주름 예방을 위한 식생활

목에 주름이 많은 경우 비타민이 풍부한 식생활을 해야만 한다. 매일 의식적으로 비타민 A, C, E와 비타민 B 복합체, 아연과 셀레늄을 함유한 음식을 먹도록 해야 한다.

효소는 면역 체계에서 특정한 과정에 궁극적인 영향을 미칠 수 있다. 그 과정을 활성화시키기 위해서 신선한 파인애플이 효과적인데 파인애플은 다량의 칼륨을 공급해 주고, 피부에 유익한 구리를 공급해 주기 때문이다.

그 밖에 죽순과 바나나, 키위 등은 효소를 함유하고 있을 뿐만 아니라 비타민이 풍부한 식품으로, 다량의 필수 아미노산을 공급해 주기도 한다.

비타민 A, C, E, B1, B5, B6, 바이오플라보노이드, 아연, 셀레늄과 아미노산 등은 주름의 예방 효과가 있는 것으로 밝혀졌고, 그 중 아미노산의 경우 매 끼니 사이에 섭취하는 것이 좋다.

☞ **보충 영양소**(부록 참조)

보충 영양소	함 유 식 품	권장 섭취량
비타민 A	간, 난황, 버터, 시금치, 토마토, 당근, 호박	1만I.E.
비타민 B1	현미, 쌀겨, 콩류, 보리, 돼지고기	250mg
판토텐산	간, 치즈, 난황, 어류, 조개류, 육류	500mg
비타민 B6	간, 난황, 옥수수, 곡류의 배아, 육류	150mg
비타민 B12	간, 치즈, 어류, 육류, 조개류	150μg
비타민 C	시금치, 감귤류, 딸기 등의 과일과 야채	14g
아 연	밀, 쇠고기, 콩, 맥주효모, 귀리, 해바라기씨	500mg
셀 렌	다랑어, 청어, 버섯, 야자열매, 넙치, 정어리	200μg
L-카르니틴	500mg	

가슴에 탄력이 없는 경우

♠ 가슴의 탄력성을 잃게 하는 원인

물론, 이 경우는 여성에게만 관련이 있는 문제이다. 가슴의 풍만함과 탄력성을 잃는 데는 여러 가지 원인이 있다.

첫째, 갑상선의 기능 저하나 고열, 피로, 정서불안 등으로도 가슴의 탄력성이 떨어지고 모양이 나지 않는 경우가 많다.

둘째, 담배나 마취제, 피임약(비록 당장에는 가슴을 아름답게 해 줄 수 있지만)과 같은 호르몬제의 투약 역시 가슴을 빈약하게 만드는 원인이 된다.

셋째, 많은 경우 출산을 한 후, 관리를 소홀히 하여 가슴이 처지거나 풍만함이 없어지게 되기도 한다.

넷째, 영양섭취가 제대로 되지 않을 때도 그 결과가 가슴의 외관에 뚜렷하게 보이는데 , 대개 칼슘, 마그네슘, 비타민 A, B, C, D 및 단백질 결핍되면 나타나게 된다.

♠ 탄력적인 가슴 가꾸기

규칙적으로 운동이나 특정한 체조를 하도록 한다.

예를 들어 수영이나 헬스 같은 운동은 작은 가슴도 탄력 있고 아름다운 가슴으로 만들어 줄 것이다.

매일 샤워할 때 차가운 물줄기로 가슴에 원을 그려 주면 피부의 혈액순환을 촉진시켜 탄력성을 유지해 준다.

부드러운 솔로 가슴을 마사지하는 것도 같은 효과가 있는데, 아래에서 위로 원을 그려 주면 된다.

남성의 피부보다 평균 0.5mm 정도 얇은 여성의 피부는 특히 집중적인 손질을 요한다.

손질이 잘 된 아름다운 피부는 가슴을 보다 아름답고 탄력적으로 보이게 해 줄 수 있다.

♠ 식생활 개선을 통한 가슴 가꾸기

가슴을 탄력 있고 아름답게 유지하기 위해서는 비타민 A, B, C, E와 철을 함유한 음식물을 섭취해야 한다.

응유, 염소나 양젖, 요구르트, 올리브유, 해바라기씨기름, 소 허파와 비장 등은 위의 영양소를 다량으로 함유하고 있다.

넙치, 청어, 미꾸라지, 송어, 잉어, 연어 등의 신선한 생선은 비타민 D가 비교적 많고, 미립 영양소인 코발트, 망간, 칼슘, 칼륨도 들어 있다. 훈제 고등어도 비타민 C와 니아신이 풍부하므로 섭취하는 것이 좋다.

굴은 칼륨과 칼슘, 크롬, 바나듐, 요오드와 셀레늄이 풍부할 뿐만 아니라, 충분한 양의 비타민 A와 비타민 B 복합체, 소량의 비타민 D를 제공한다.

☞ **보충 영양소**(부록 참조)

보충 영양소	권장 섭취량	보충 영양소	권장 섭취량
비타민 A	2만5000I.E.	니 아 신	매일 50mg
비타민 C	매일 3~6g	비타민 D	매일 400I.E.
비타민 E	300~1200I.E.	마그네슘	800mg
비타민 B1	25~50mg	칼 슘	2000mg
비타민 B2	25~50mg	아 연	29mg까지
비타민 B3	매일 500mg	요 오 드	200μg까지
비타민 B12	매일 50μg	L-카르니틴	250~500mg
폴 산	2000μg		

6
팔과 손

팔과 손도 많은 손질을
필요로 한다

팔을 아름답게 잘 가꾸면 외모가 더욱 돋보이게 된다. 하지만 대부분 사람들은 다른 신체부위에 비해 팔에 대한 손질에는 소홀한 것이 사실이다.

비타민 C가 부족한 경우 피부는 매우 거칠어져 거위 피부 같은 촉감을 느끼게 된다. 팔의 윗부분, 즉 겨드랑이가 다른 부위에 비해 살이 많은 것은 지방을 과잉섭취 한 데서 온 것이다. 그리고 팔 근육의 발육이 불완전하거나 어깨뼈가 두드러지는 경우는 중금속이 침전된 것으로 추측할 수 있다.

사람의 손은 건강과 연령 외에도 많은 것을 드러내 준다. 아무리 훌륭한 성형외과 의사라도 쪼글쪼글한 손을 팽팽하게 해줄 수는 없으며, 노인 반점을 제거하기도 어렵다. 하지만 올바른 식생활을 통해서는 손은 물론이고, 다른 부위의 피부도 오래도록 젊게 유지할 수 있다.

건강한 상태의 손톱은 비스듬하고 볼록하며 세로선 구조를 보이면서 매끄럽고 단단하며 장밋빛을 띠고 있다. 손톱은 주당 평균 1mm가량으로 빨리 자란다. 여름에는 성장이 촉진되지만 겨울에는 지연된다. 일반적으로 가운뎃 손가락의 손톱이 엄지손가락의 손톱보다 빨리 자라지만, 이 손톱은 더 빨리 닳기도 한다.

머리카락과 마찬가지로 손톱도 주로 단백질로 구성되어 있으므로 단백질이 풍부한 음식을 섭취하는 것이 좋다.

땀을 많이 흘리는 경우

땀냄새, 특히 겨드랑이에서 심한 냄새(액취증,암내)가 나서 많은 사람들이 있는 곳에 가기를 두려워 하는 사람들이 있다.

이들은 자주 씻거나 향수를 뿌리고, 민간요법도 많이 써 보지만 큰 효과를 보지 못하는 경우가 대부분이다.

땀을 흘리는 것은 신경 체계에 의해 조정되며, 긴장이나 식사 문제, 흥분과 온도의 영향에 의해 좌우된다.

♠ 액취증의 원인

체온을 조절해 주는 땀은 99%가 물로 구성되어 있으며, 1%는 염분과 카르보나트(탄산염), 요소(탈수된 상태의 단백질 대사 최종 생산물), 요산(퓨린대사의 주된 배설물), 휘발성 지방산 같은 물질로 구성되어 있다.

불쾌한 냄새가 나는 땀은 신체가 독소를 과다하게 섭취하여 땀 분비를 조절하는 기관이 제기능을 제대로 하지 못함에서 오는 것이라고 할 수 있다. 그 대표적인 원인으로는 암모니아를 꼽을 수 있는데, 다량으로 집중되면 세포에 독성을 끼치게 되고, 경련을 일으킬 수도 있다. 암모니아는 인간의 신진대사에서 생기는 자연적인 산물이며, 단백질이나 여러 가지 산의 분해를 통해 생성된다. 암모니아는 산과 염기의 조절이나 일정한 pH치를 유지하는 데 중요한 기능을 한다.

산이 소비되는 것은 신진대사 장애와 관련이 있으며, 칼륨 결핍이나 이뇨제 복용으로 인해 그렇게 될 수도 있다. 또한 장내의 질병 인자의 형성을 촉진시켜 주는 설탕을 많이 섭취하거나 간의 신진대사 장애도 혈액과 조직 속에 암모니아 성분을 증가시킨다.

땀에서 아주 나쁜 냄새가 나고, 병적으로 땀을 많이 흘릴 때 브롬 분비도 함께 증가하는 경우가 많은데 이런 땀은 갑상선 질환이나 성장 장애를 암시하는 것일 수 있다. 동시에 이런 땀은 열을 동반할 수도 있다.(갑상선에서 대부분 많이 생성되는 브롬은 인간의 정신에 좋은 영향을 끼치는 미량 원소이다.)

신장과 간의 기능 장애와 같은 심한 병도 마찬가지로 겨드랑이에서 땀이 많이 나는 원인이 될 수 있다.

♠ 색깔 있는 땀을 흘리는 경우

색깔이 있는 땀은 색소를 형성하는 미생물의 감염과 관련이 있다. 그런 미생물들은 대부분 땀을 흘릴 때 크롬과 리포푸신이 많이 유실될 경우에 생긴다.

설탕이나 지방이 많은 음식은 이런 박테리아나 균류를 증대시키고 면역 체계를 약화시키므로 자제하는 것이 좋다.

옷의 겨드랑이 아랫 부분이 땀으로 인해서 황록색으로 변하는 것은 땀 속에 크롬이 너무 많이 들어 있다는 말이다. 미량 원소인 크롬은 체내에서의 당의 전환에 근본적인 요소가 되는 것으로 혈당 과잉상태와 부족상태 사이의 균형을 잡아 주는 기능을 한다.

그러므로 이런 경우에는 혈당 저하나 당뇨병 같은 탄수화물 대사의 장애를 고려해 볼 필요가 있다. 크롬 자체는 탄수화물 대사에 아주 중요하지만, 크롬염은 기관을 손상시킬 수도 있다.

진흙 찌꺼기로 거름을 준 땅에서 자란 야채는 크롬염이 많이 들어 있다. 가죽 제품이나 고무장갑, 성냥, 세제에도 크롬염이 있으며, 피부 연고제에는 크롬 화합물인 칼륨크로마트가 함유되어 있다.

갈색을 띠는 땀은, 리포푸신에 의한 신진대사 장애를 의미한다. 그 물질은 단백질과 콜레스테롤을 포함하고 있으며, 암모니아 냄새가 약간 나고 지방과 흡사한 물질로 구성되어 있다.

지방이 많은 음식을 오래 섭취할수록 리포푸신을 더 많이 땀으로 분비하게 된다.

♠ 땀냄새 제거를 위한 방안들

땀냄새 제거에 있어서 가장 기본적인 처방은 청결을 유지하는 것이다. 물론 자주 씻어야 하며, 알칼리 성분이 없는 비누나 목욕 로션을 사용하도록 한다. 또한 땀냄새 제거에는 엽록소 정제가 효과적이다.

날마다 갈아입는 속옷은 순면 제품이나 비단으로 된 것이어야 한다. 나일론이나 펄론은 불쾌한 냄새를 악화시키고 갑상선의 분비를 더욱 자극하기 때문이다.

화장품 회사들이 여러 가지 상품을 제공하고는 있지만, 땀이 많이 나는 원인이 병적인 것이 아닐 경우, 단지 영양섭취에 변화를 주거나 신진대사를 조절하는 것만으로도 해결할 수 있다. 중요한 것은 이 경우에도 흡연은 삼가야 한다는 것이다.

♠ 식생활 개선으로 땀냄새를 줄일 수 있다

아래에 제시된 내용들을 참고로 하여 식생활에 변화를 주면 심한 냄새가 나거나 색깔을 띄고 있는 땀을 최소한으로 줄일 수 있을 것이다.

▶ 필수 지방산, 식물성 지방을 함유한 식품을 선택한다.

▶ 식물성 단백질을 함유한 식품

▶ 신선한 생선이나 야채와 같은 셀레늄이 풍부한 음식

▶ 육류나 소시지, 버터, 라아드, 소프트 치즈에 들어 있는 동물성 단백질은 피한다.

▶ 음식을 먹기 바로 직전에 요리에 간을 맞춘다. 조리과정 도중에 소금을 치게 되면 질산염이 생겨나게 되며, 이는 겨드랑이에서 색깔이 있는 땀을 나게 하는 박테리아를 발생시키는 원인이 된다.

▶ 락토바실루스 엑시도필루스가 많이 들어 있고 90% 이상의 유산이 포함된 요구르트를 날마다 한 잔씩 마신다. 그러나 상품화된 과일 요구르트는 마시지 않는 것이 좋다. 그런 것은 설탕과 과일 농축액만 많이 들어 있고 유산균은 없기 때문이다.

▶ 비타민 K가 들어 있는 과일을 많이 먹도록 한다. 우리 몸은 공복일 때 영양소를 가장 잘 활용하며, 과일은 소화가 잘 되도록 도와주는 기능을 하므로 과일은 오전에 먹는 것이 좋다.

▶ 앞서 서술한 크롬 섞인 땀(크롬히드로시스)이 분비되는 경우, 과일을 많이 먹는 것은 좋지 않다. 이런 경우 육류, 소시지,

케이크, 우유 및 유제품(요구르트나 치즈 같은), 캔에 든 음식, 미리 끓이거나 구운 음식, 공업용 설탕도 삼가야 한다.

▶ 영양소를 고루 갖춘 곡류나 토푸와 같은 단백질이 풍부한 식품도 삼간다.

▶ 기온이 높고 더운 날에는 음료수를 많이 마신다. 음료를 많이 마시면 비록 땀의 분비가 늘어나기는 하지만, 끼니와 끼니 사이에 충분한 양, 즉 최소한 2~3ℓ의 약초차나 물을 섭취할 경우, 땀을 통해서 뿐만 아니라 소변을 통해서도 기관에 있는 유독성 물질을 제거할 수 있기 때문이다.

☞ **보충 영양소**(부록 참조)

보충 영양소	함 유 식 품	권장 섭취량
비타민 A	간, 난황, 버터, 시금치, 토마토, 당근, 호박	1만~2만I.E.
비타민 B2	달걀, 생선, 간, 우유, 콩류	50~100mg
비타민 C	시금치, 무청, 감귤류 등의 과일과 채소	2~8g
비타민 D	간, 난황, 정어리, 고등어, 버터	800I.E.
비타민 E	식물성 기름, 땅콩, 우유, 시금치, 간, 달걀	300~1500mg
구 리	쇠고기, 해바라기씨, 호두, 콩, 굴, 넙치	2mg
셀 렌	다랑어, 청어, 버섯, 넙치, 정어리	200μg
아 연	밀, 쇠고기, 콩, 맥주효모, 귀리, 해바라기씨	30mg이상
레 시 틴	난황, 콩기름, 간장, 뇌	80~160mg
크롬 GTF	호두 감자, 옥수수, 콩, 양파	매일 135μg

노인 반점

♠ 노인 반점이 생기는 원인

미관을 해치는 색소 침착 현상은 노인들의 손등이나 관자놀이, 뺨에 많이 나타난다. 색소가 침착되는 부분의 크기나 색깔은 사람에 따라 차이가 있을 수 있다.

부딪히거나 넘어지지 않았는데도 나타나는 푸른반점은 약품의 독성에 의한 알레르기성 혈액응고 장애나 전염병에 걸렸을 때 일어나는 것이다. 일반적으로 손등에 생기는 반점은 담적색이나 암적색으로 나타났다가 나중에는 갈색, 황색, 녹색, 경우에 따라서는 흑갈색이 되기도 한다.

마찬가지로 질병에 의한 혈관벽 손상으로 울혈된 경우에도 역시 색소 침착을 야기할 수 있다. 노인 반점은 대개 돌출되어서 상처를 입은 부위에 우선적으로 나타난다.

'비틸리고' 혹은 '백반병'이라고 일컬어지는 증상은 피부의 특정 부위가 색소 부족으로 아주 하얗게 되는 것으로 나이가 지긋한 사람들에게서 주로 관찰된다. '비탈리고'란 피부가 특정 부위에서 멜라닌 색소를 형성하는 기능을 상실한 것을 뜻한다. 이런 색소 결핍증은 젊은 시절에는 잠재되어 있다가, 나중에 가서 뚜렷하게 구분되는 흰 부분을 형성하는데, 크기가 일정치 않고 가끔은 점점 커지기도 하며, 착색된 짙은 색의 테두리가 있는 모양을 하고 있다.

일반적으로 해당 부위는 햇빛에 극도로 민감하므로 영양이
풍부한 식생활이 반드시 보충되어야 한다.

♠ 노인 반점 예방을 위한 식이요법

이런 경우에는 비타민 B 복합체, 특히 비타민 B12, 판토텐
산, 비타민 B6, C, E의 결핍과 아연, 망간의 부족이 문제가 된다.

위에서 제시된 미량 영양소는 잉어 같은 물고기, 살구나 복
숭아, 곡류 및 녹색 채소 등에서 얻을 수 있다. 그 밖에도 견과류
는 단백질을, 소나 염소의 내장 및 양질의 유제품은 비타민 C와
비타민 B 복합체를 공급해 준다.

단백질은 풍부하게, 그러나 지방은 조금만 섭취해야 한다.
그리고 차게 압축된 식물성 기름과 식물성 지방에 들어 있는 다
중 불포화 지방산을 선택하도록 한다. 비타민 B 복합체서, 특히
판토텐산은 구강과 외모에 있어서 중요한 요소로 비타민 주사로
필요한 양을 보충하기도 한다.

☞ **보충 영양소**(부록 참조)

보충 영양소	권장 섭취량
비타민 B 복합체	매일 50mg
판토텐산	매일 150~300mg
비타민B6	100mg
비타민C	매일 12g까지
아연 아스파라트	30~60mg
망　간	30mg

약하고 흠집이 있는 손톱

♠ 손톱이 쉽게 부러지는 원인

손톱이 잘 부러지거나 약한 데에는 여러 가지 원인이 있으며, 원인에 따라 그 증세도 달리 나타난다.

첫째, 단백질이나 아연이 결핍되면 손톱이 건조하고, 아주 얇고 약하며, 불투명한 흰 반점이 생기게 된다.

둘째, 비타민 A나 칼슘이 부족하면, 흰 반점은 없지만 건조하고 약한 손톱이 될 수 있다.

셋째, 손톱이 약하고 수평이나 수직 방향으로 흠이 생기는 것은 대부분 비타민 B군의 결핍 때문이다. 왜냐 하면 비타민 B군과 비타민 C는 손톱 밑에 사는 박테리아를 막아 주는 역할을 하기 때문이다.

넷째, 건조하고, 약하며, 얇고, 평평한 손톱은 철분이 부족할 때도 생기며, 철분 결핍은 비타민 B군의 결핍을 동반하는 경우가 많다.

다섯째, 손톱을 너무 세게 다듬거나, 질이 나쁜 매니큐어를 많이 사용하는 것과 같은 손질 부주의도 역시 손톱을 약화시키고, 쪼개지게 하며, 손톱 주위의 피부도 손상시킨다.

여섯째, 유기체에 산소 공급이 부족할 때에도 손톱의 변형이 나타난다. 예를 들어, 심하게 휘어지고 둥근 모양, 즉 부채나

시계 유리등의 모양을 한 손톱이 그것이다. 시계 유리 모양의 손톱은 손톱이 수직으로 심하게 휘어지고 손가락 끝 부분이 부풀어 오른 것을 보고 알 수 있다.

그 밖에도 가스가 많이 생기거나, 변비, 장내 세균, 선천적인 심장의 결함, 폐렴도 손톱 변형의 원인이 된다.

그리고 급성 질환, 신진대사 장애와 건강상 심한 손상을 입게 되면 손톱이 변형된다. 손톱이 부러지거나 갈라진다든지 흰 반점이 보이는 것은 건강상의 문제가 발생했음을 말하는 것이므로 항상 주의를 해야 한다.

♠ 약한 손톱에는 실리시움발삼을 바르자

실리시움발삼은 약하고 쪼개진 손톱을 보호해 준다. 그러므로 실리시움발삼을 꾸준히 바르면 3개월 후에는 틀림없이 다시 단단하고 저항력이 있는 상태의 손톱을 가질 수 있을 것이다.

매니큐어는 손톱이 호흡하는 데 필요한 공기를 빼앗아 가므로 가능한 한 칠하지 않는 것이 좋으며, 칠한 경우에도 오랫동안 방치해 두지 않도록 한다. 또한 매니큐어 제거제는 질이 좋고 유분을 함유한 제품을 사용하여 건강한 손톱을 유지하도록 한다.

집안일을 할 때도 속을 덧댄 품질이 좋은 고무장갑이나 의사들이 사용하는 꼭 맞는 1회용 장갑을 끼는 것이 좋다.

손에는 대략 6만 개에 달하는 피부기생 박테리아가 우글거리고 있으므로 무엇보다도 청결이 중요하며, 손톱은 보다 짧은 것이 위생적이다. 천연 미네랄인 유황은 박테리아와 세균의 효과적인 보호제가 되며, 음식을 통해 체내로 섭취할 수 있고, 침액이나 로션, 연고, 파우더, 비누 등의 형태로 외용되기도 한다.

♠ 약한 손톱에는 단백질과 비타민이 필요하다

단백질과 비타민 A와 D, 비타민 B군이 풍부한 식생활로 신진대사를 개선할 수 있도록 한다.

현미, 양질의 유제품(최소한 95%의 우선성 유산이 함유된)과 식물성 단백질이 함유된 신선한 야채를 섭취하는 것이 좋다.

특히, 각종 채소는 유황과 비타민B군이 많이 함유되어 있으므로 가능한 한 많이 섭취하도록 한다.

또 다른 단백질 섭취원으로는 육류와 생선이 있는데 여기서도 역시 육류의 섭취는 줄이고 생선은 많이 먹도록 한다.

☞ **보충 영양소**(부록 참조)

보충 영양소	함 유 식 품	권장 섭취량
비타민 A	간, 난황, 버터, 당근 호박, 토마토	매일 5만I.E.
폴 산	효모, 간, 난황, 우유, 육류	매일 800μg
비타민 B12	간, 치즈, 어류, 육류, 조개류	50μg
칼 슘	생선뼈, 버터, 참깨, 치즈	500mg
철	콩, 양고기, 새우, 참깨, 기장, 버섯	18~40mg
아 연	밀, 효모, 쇠고기, 귀리, 해바라기씨	매일 40mg
비타민 B 복합체	매일 10~50mg	

손톱을 씹는 습관

♠ 손톱을 씹게 되는 이유

손톱을 물어뜯는 사람들은 갑상선 기능 항진에 걸려 있거나 결체조직이 약화되어 있는 경우가 대부분이다. 또한 만성적인 염증이나 당뇨병으로 인해서도 손톱을 물어뜯어서 짧고, 약하며, 건조하게 만들기도 한다.

정신적인 원인 이외에는 대부분 비타민과 미네랄의 결핍, 그리고 칼슘, 마그네슘, 규산의 부족이 문제가 된다.

손톱을 깨무는 사람들은 대부분 흥분을 잘 하고, 지나치게 예민한 반응을 보인다. 손톱이 무디고, 물어뜯은 흔적이 있거나 평평하면, 금전과 성공을 추구하는 사람임을 나타낸다고도 한다.

손톱을 깨무는 사람들은 성격이 몹시 급한 사람일 수 있다. 참을성 있고 침착하게 보이지만, 갑자기 어려운 상황에 처하면 당황하게 된다. 그로 인해 마음이 상하거나 흥분해서 손톱을 깨물기 시작하는 경우가 대부분이다.

♠ 식생활 개선으로 손톱 깨무는 습관을 고친다

바나나를 많이 섭취하자. 바나나는 칼륨과 마그네슘, 칼슘, 크롬, 몰리브덴, 바나듐, 인, 요오드, 붕소, 셀레늄을 많이 함유하고 있으며 영양이 풍부하고 포만감을 주기 때문에 간식으로도 이상적이다.

건포도는 미량 영양소를 보충해 줄 뿐 아니라 칼륨, 인, 베타 카로틴, 비타민 B2, 약간의 마그네슘, 칼슘, 클로리드, 붕소, 철, 구리, 아연, 몰리브덴 같은 미량 원소도 공급해 준다.

하얀 순무는 양질의 실리시움 공급원이며, 일반 무에도 소량의 실리시움이 들어 있다.

도미, 고등어, 대구, 넙치와 같은 생선에는 손톱을 만들어 주는 물질인 단백질과 유황, 비타민 A가 풍부하게 함유되어 있으므로 많이 섭취하는 것이 좋다.

젤라틴은 아미노산 함량이 높은 단백질로 구성되어 있어서 젤라틴을 함유한 요구르트는 간식으로 우수하다.

☞ **보충 영양소**(부록 참조)

보충 영양소	함 유 식 품	권장 섭취량
니 아 신	육류, 간, 땅콩, 현미, 효모, 콩류	매일 500mg
폴　　산	푸른잎 채소, 동물 간, 효모	400mg
비타민 B6	간, 난황, 옥수수, 육류, 밀	100mg까지
레 시 틴	난황, 콩기름, 간장, 뇌	1~2티스푼
마그네슘	참깨, 말린 콩, 기장, 현미, 효모	500mg까지
비타민 C	시금치, 감귤류, 딸기 등의 과일과 채소	매일 2~4g
실리시움 발삼 : 매일 2회, 3개월간		

7
다리와 발

발의 상태를 보고
건강 여부를 알 수 있다

변형된 발, 살 속으로 파고 들어가거나 갈라진 발톱은 골격이나 혈액순환 또는 피부에 문제가 있다는 신호이다. 물론, 대개 경우 이런 증상들은 영양의 결핍과 관계가 깊다.

통증이 있거나 변형된 발은, 간이 해독 작용을 못하기 때문에 생기는 소화 장애의 결과로 발에 요산염의 결정이나 침전물이 형성됨으로써 혈액이 간으로 유입되는 것을 막아 간의 정상적인 기능을 방해한 데서 온 것이다.

다리나 발에 이상이 생기면 여러 가지 조치를 즉각적으로 취하는 것이 옳다. 예를 들어, 정맥류는 퇴화되기도 하지만 즉시 다른 곳에 재발하는 경우가 많으므로 연고, 찜질, 운동요법 등의 처방이 행해진다.

발은 날마다 12시간 내지 15시간 동안, 늘 편하지 않은 가죽 구두나 운동화로 고통받고 있으나, 손에 비하면 반 정도밖에 손질을 받지 못한다.

거의 모든 사람들이, 출생 시에는 건강한 발을 가지고 태어나지만, 17세 이후 약 60%는 발에 이상이 있는 것으로 나타나 현대 사회에서 흠집 없는 발이라는 것은 다이아몬드만큼이나 희귀하다고 해도 과언이 아니다.

잘 맞지 않는 신발은 발이 변형되거나 이상이 생기는 주요 원인이다. 즉, 선상족(扇狀足), 편평한 발, 비뚤어진 발가락, 며느리발톱, 점액낭염, 해롭지는 않지만 통증이 심한 티눈, 굳은 살, 각피질 등이 그 예이다.

지방과 설탕을 많이 섭취한다든가, 비타민이나 칼슘이 결핍될 경우에는 발톱 밑에 염증이 생기기 쉽다.

염증을 유발하는 병원체는 연쇄상구균이나 포도상구균이며, 콜리박테리아도 자주 염증을 일으키는데 이런 것들은 주로 어린이들에게 많이 나타난다.

이 균들은, 육안으로는 거의 알아볼 수 없는 발언저리의 미세한 틈새나 발톱 표피로 침입한다. 염증이 많이 진전되지 않은 상태에서는 식생활에 변화를 줌으로써 악화를 방지할 수 있다.

발톱에 매니큐어를 자주 칠하거나 지방 제거 성분이 많은 비누로 발을 씻게 되면 발의 지방이 너무 많이 손실 될 수 있으므로 주의를 해야 한다.

타박상에 의한 푸른반점

? 푸른반점은 피부 표면의 출혈으로 혈관으로부터 조직으로 혈액이 스며든 것이다. 혈종(血腫)이나 푸른반점은 대개 외부의 충격으로 인해 생긴다.

즉, 넘어지거나, 단단한 물체에 부딪히거나 근육의 과도한 긴장으로 인한 것이다. 관절이 삐면 혈관 막에 생긴 틈에 출혈이 나타난다.

비만과 빈혈 증세가 있는 사람은 특히 푸른반점이 생기기 쉬우며 생리 기간 중에도 혈종이 많이 나타난다.

뚜렷한 이유 없이 푸른반점이 생긴다면, 혈액 응고 체계를 약화시키는 혈액이나 혈관에 문제가 생긴 것일 수도 있다. 성장 장애나 백혈병, 혈액 응고 억제제를 많이 섭취하면, 혈종이 재발되기 때문이다.

몸에 푸른반점이 많이 생기는 타입이라면 아마도 비타민 D가 결핍되어 있을 것이다. 비타민 D는 혈액 응고에 많은 영향을 끼치기 때문이다.

비타민 C나 바이오플라보노이드가 결핍되면 면역 체계에 지장이 생겨 모세혈관이 약화될 수 있다. 이런 과정은 푸른반점이 녹색이나 황갈색으로 변하는 것을 보고 알 수 있다.

가제나 붕대에 아르니카팅크를 엷게 바르면 흐르는 피를 흡수하는 데 도움이 되며, 미리 전문적인 마사지를 해 주면 회복 과정을 단축시킬 수 있다.

그러나 마사지가 모든 경우에 적당한 것은 아니다. 왜냐 하면, 혈관이 비교적 많이 손상되었을 때는 나중에 출혈이 생길 위험이 있기 때문이다.

♠ 푸른반점 제거를 위한 식이요법

푸른반점이 많은 경우 폴산과 비타민 C, D 및 K, 그리고 철분을 많이 섭취하도록 한다.

비타민 K를 함유한 식품에는 보리빵, 달걀, 닭의 간, 요구르트나 신선한 우유, 전지분유가 있다.

비타민 D는 양배추, 시금치, 신선한 아스파라거스, 상추, 파슬리, 마늘, 강낭콩, 오이, 신선한 견과류(땅콩, 호두, 헤절너트), 연어, 넙치, 뱀장어, 대구, 오렌지 등에 풍부하게 들어 있다.

적혈구 형성에 필수적인 요소인 폴산은 맥주효모, 이스트, 밀씨, 쇠고기, 회향에 많이 함유되어 있다.

철분은 체내에 산소 공급을 도와 헤모글로빈을 형성하며, 호두, 감자, 옥수수, 콩, 양파 등이 철분을 다량 함유하고 있다.

혈관이 손상되면 유익한 영양소의 구조를 파괴하고, 유독 성분을 분해하는 것을 방해하는 자유기가 형성된다. 그리고 이것은 비타민 A, B1, B6, C, E, 판토텐산, 미량 원소인 아연과 셀레늄 등과 같은 안티옥시단트이다.

☞ **보충 영양소**(부록 참조)

보충 영양소	함 유 식 품	권장 섭취량
폴 산	효모, 간, 난황, 우유, 육류	800μg
바이오 프라보노이드	육류, 감귤류, 포도	4~8g
철 분	콩, 양고기, 새우, 참깨, 기장, 버섯, 해바라기씨	
비타민 B복합체	50mg까지	

부기가 있는 다리

♠ 다리가 부어오르는 원인

첫째, 다리와 관절이 부어오르는 것은 세균감염이나 박테리아 감염에 의해 많이 나타난다.

즉, 세균이나 박테리아에 감염된 혈전이 혈로에 들어가서 혈관을 폐쇄함으로써 순환 체계 내에 정맥염을 일으켰기 때문에 다리와 관절이 부어오르는 것이다.

둘째, 염증을 일으키는 외상이나, 푸른반점, 편도선염 또는 중이염, 자궁 점막염으로 다리와 관절이 부기도 한다.

셋째, 복사뼈 윗 부분이 따끔따끔하면서 가렵고 붉어지면 대개 갑상선 장애나 비타민 결핍으로 추측할 수 있다. 그러나 많은 경우 피임약으로 인해서도 다리와 복사뼈가 부어오른다.

넷째, 발목이나 종아리가 굵은 것은 흔히 정맥염이 겉으로 표출된 것이다.

이런 경우 갑자기 붉은기가 생기거나 조이는 듯하게 부어오르고, 맥박이 빨라지며, 열이 조금 나거나, 다리를 움직일 때마다 부분적으로 심한 통증이 올 수도 있다.

다섯째, 정맥의 혈액순환 장애에서 비롯되는 감염이나 출산으로 복부에 수술을 하게 되면, 종아리와 다리, 발이 몹시 굵어지게 된다.

♠ 다리와 발 건강을 위한 체조법

복사뼈가 부었을 경우에는 비타민 E 오일과 비타민 A 성분의 오일 또는 크림을 발라 주는 것이 좋다.

그리고 관절 부위를 엄지와 검지로 가볍게 누르면서 발꿈치에서 종아리 쪽으로 마사지하도록 한다.

다음은 다리와 발의 건강을 위한 효과적인 체조법이다.

많은 시간과 노력을 필요로 하는 운동이 아니므로 매일 규칙적으로 행함으로써 건강하고 탄력있는 다리를 유지할 수 있도록 한다.

▶ 발바닥을 바닥에 대고 서도록 한다. 무릎을 약간 굽히고 오른발을 여덟 번 오른쪽으로 원을 그리며 돌리고, 계속해서 왼쪽으로 여덟 번 원을 그린다.
똑같은 동작을 왼발로 반복한다.

▶ 손을 양무릎에 올려 발과 다리로 8자 모양을 그린다. 이 운동이 허벅지까지 느껴지게 한다.

▶ 쪼그렸다 일어서서 뛰는 것이 다리에 아주 좋다. 등과 엉덩이를 벽에 기대고 앉은 자세가 될 때까지 아래로 미끄러지도록 한다.
최고 10분 정도로 힘들 때까지 한다. 이 체조가 쉽게 여겨지게 되면 등을 벽에 기대지 말고 해 본다.

▶ 발과 다리에 기름을 발라 매끄럽게 하고 아래에서 위로 가볍게 마사지한 뒤, 연달아 발을 복사뼈 관절에서 왼쪽으로 여섯 번을 그리고 오른쪽으로 여섯 번 원을 그린다. 느낌이 허벅지에 갈 때까지 원을 점점 크게 그린다.

♠ 다리가 부었을 때는 육류를 멀리해야 한다

부종은 림프의 순환에 장애가 일어나 조직 속에 림프, 즉 수분이 지나치게 다량으로 존재하는 상태를 말하는 것이다.

그러므로 전해질대사를 원활히 하기 위해서는 다리는 물론이고, 몸에 부기가 있을 때에는 육류와 소시지의 섭취를 금하는 것이 좋다.

가능한 한 비타민 C와 니아신이 많이 들어 있는 음식물을 섭취하도록 하고, 다양하게 조리한 신선한 야채와 과일, 마늘, 식물성 기름을 먹도록 한다.

순수한 식물성 다이어트 마가린은 70%이상의 다중 불포화 지방산이 들어 있으며, 생선에는 필수 지방산이 다량으로 함유되어 있으므로 많이 섭취할수록 좋다.

날마다 1~2ℓ의 약초차를 마시는 것도 효과적이다.

미네랄 영양제는 항 알레르기성이며, 설탕과 락토스, 방부제, 단백질 성분이 없는 제품을 선택하도록 한다.

☞ **보충 영양소**(부록 참조)

보충 영양소	함 유 식 품	권장 섭취량
바이오 플라보노이드	시금치, 무청, 감귤류 등의 과일과 채소	5~25g
아연 시트라트	밀, 쇠고기, 콩, 맥주효모, 귀리, 해바라기씨	30mg
비타민 B1	현미, 쌀겨, 콩류, 보리, 돼지고기	50mg
비타민 B2	달걀, 생선, 간, 우유, 육류, 콩류	50mg
니 아 신	육류, 간, 땅콩, 현미, 효모, 콩류	100mg
판토텐산	간, 치즈, 난황, 이스트, 어류, 조개류, 육류	100mg
비타민B6	간, 난황, 옥수수, 육류	50mg
비차민 B12	간, 치즈, 어류, 육류, 조개류	50μg
폴 산	푸른잎 채소, 동물 간	400μg
비 오 틴	효모, 간, 쇠고기, 콩, 돌버섯	50μg
콜 린	달걀노른자, 간, 맥주 효모, 밀	100mg
이노시톨	곡물, 효모, 육류, 우유, 견과류	100mg
비타민E	식물성 기름, 땅콩, 우유, 시금치, 간, 달걀	200~600I.E.

정 맥 류

♠ 정맥류의 원인

정맥류는 정맥의 일부가 혈액 순환의 장애로 말미암아 불룩하게 뭉쳐진 상태를 말한다.

정맥류는 정맥이 매듭 모양으로 불규칙하게 확장되는 증상을 보이는데, 특히 다리에 잘 나타나며, 유전적인 경우가 많다. 일반적으로 정맥류는 혈관에서 울혈되거나 계속적으로 압박을 받아 정맥 벽이 약해질 때 생기게 된다.

혈액순환 장애가 계속되면 발이 붓고, 다리 근육에 경련이 일며, 정맥에 매듭이 생기고, 피부에 가려움증과 발진이 나타나 갈색으로 변한다.

정맥류는 순환 기능이 약한 사람이나, 직업상 업무의 부담이 크거나, 오래 서 있는 사람, 비만증, 치질, 꼭 끼는 옷, 좌식 생활을 하는 사람 등에 많이 나타나는 경향이 있다. 그리고 단백질의 과다 섭취로 인한 혈액점성의 증가와 혈전증의 완화, 그리고 꽉 죄는 양말 밴드, 만성변비 등은 정맥류의 중요한 발병요인이자 악화요인이다.

종종 정맥류는 임신 중에 처음으로 발생해서 정맥의 역류를 방해하기도 하지만 이는 임신 후에 완전히 퇴화할 가능성도 있으므로 크게 걱정할 필요는 없다. 그러나 정맥류는 시간이 흐를

수록 악화될 수 있으며 심지어는 온몸에 증세가 나타날 수 있으
므로 항상 주의를 기울여야 할 것이다.

♠ 정맥류의 예방과 치료

정맥류에 대한 치료 방안으로 압박 붕대나 꼭 끼는 양말로
처방하는 경우가 많은데, 이는 잘못된 방법이다. 왜냐 하면 그런
경우, 정맥류가 사라진 다음에, 다른 부위의 약한 혈관 벽이 터져
새로운 혈전이 생기는 결과를 낳게 될 위험이 있기 때문이다.

앉아서 하는 일에 종사하는 경우에는 앉아 있는 시간 외에
는 무조건 움직이는 것이 좋다. 조깅이나 산책, 마른땅에서 다리
를 높이 올리고 동시에 긴장을 풀어 주는 것도 좋은 예방 조치가
된다. 또한 앉아 있을 때 다리를 꼬고 앉는 자세는 좋지 않다. 그
리고 태양광선을 너무 많이 쬐면 다리에 염증을 일으킬 수도 있
으므로 주의하도록 한다.

정맥류가 사라졌다고 스스로 결정을 내리기 전에, 전문의를
찾아 방혈법으로 정맥류에서 최소 100~250㎜의 피를 뽑아 이미
손상된 정맥의 부담을 덜어 주어야 한다.

☞ 주의 : 정맥류가 있거나 그런 증세의 조짐이 있는 경우에
는 결코 마사지를 해서는 안 된다.

♠ 혈관 강화를 위해 비타민을 섭취하자

비타민은 혈관을 강화시켜 주고 울혈을 막아 주는 역할을
한다. 특히, 비타민 E는 혈관을 확장시키고, 혈액순환을 도와 주

며, 정맥류에 대한 민감성을 저하시킨다.

비타민 B와 C는 음식을 통해서만 섭취 가능하므로 식단 구성에 신경을 써야 할 것이다.

또한 비타민 B와 비타민 C는 변비가 생기는 것을 예방해 주므로 과일, 양배추, 마늘, 호두, 차게 압축된 식물성 기름 등은 가능한 한 많이 섭취하도록 한다.

요구르트는 샐러드 드레싱이나 과일 케이크(응유치즈로 반죽한)에 넣는 크림으로 다른 과일과 야채 요리에 곁들이는 맛있는 소스 등으로 다양하게 이용할 수 있다.

꿩과 사슴은 비타민 B군이 풍부하며, 연어나 넙치, 열대산 큰 가오리 같은 신선한 생선은 필수 지방산을 공급해 준다.

☞ **보충 영양소**(부록 참조)

비타민 B1, B2, B6, B12, 니아신, 판토텐산, 비오틴, 콜린, 이노시톨, 폴산로 구성된 비타민 B 복합체를 섭취하도록 한다.

보 충 영 양 소	권 장 섭 취 량
비타민 C	매일 3g까지
비타민 E	600~1000I.E.
바이오플라보노이드	300~500mg
레시틴	매일 80~240mg

무릎 관절염

♠ 무릎이 붓게 되는 원인

탄수화물이나, 지방, 단백질을 너무 많이 섭취하게 되면 조직 내에 염기의 결정체가 축적되어 무릎이 부어오르게 된다.

뿐만 아니라, 나쁜 지방과 동물성 단백질을 다량으로 섭취하는 잘못된 식생활도 혈액 속의 요산을 증가시켜 무릎이 붓게 되는 원인이 된다.

무릎이 기형적으로 붓거나 변형되는 것은 스트론튬, 납 등과 같은 중금속의 침전에 의해서도 유발되며, 이는 중금속의 축적물이 증가하여 뼈가 약해졌기 때문이다. 그러므로 아연을 입힌 납 수도관에서 나오는 수돗물은 오랫동안 관 속에 머물러 있었기 때문에 수온이 올라가 납이 용해되어 있을 위험이 있으므로 마시지 않는 것이 좋다.

관절염은 관절에 염증이 생기는 증세로 면역체계와 관련이 있는데 이는 관절부위가 바이러스의 침입에 대해 항체를 충분하게 만들지 못하는 상황에 처하거나, 생산된 항체가 바이러스와 건강한 세포를 구별하지 못해 양자를 모두 파괴함으로써 나타나는 현상이다. 면역체계와 관련된 것 외에 관절염은 특정한 음식물에 대한 거부 반응으로 나타나기도 한다.

무릎이 붓는 또 다른 원인으로는 류머티즘성 관절염으로서,

이것은 관절뿐만 아니라 전신을 약화시킨다. 류머티즘성 관절염의 발병인자는 육체적, 정신적인 스트레스와, 영양 부족, 박테리아 감염 등으로 나타났다.

뢴트겐 촬영 시에 사용되는 조영제(造影劑)는 관절에 변형을 일으키게 하는 다양한 동위원소를 함유하고 있는데 대부분 촬영 후, 몇 년이 지나야 증세가 나타난다고 한다.

음식물과 음료수에 들어 있는 스트론튬과 베릴륨도 마찬가지로 관절에 나쁜 영향을 미친다.

♠ 관절염의 예방과 치료를 위한 체조

종아리가 많이 거칠다면 비타민 E와 A를 함유하고 있는 기름이나 크림을 피부에 발라 주면 효과적이다. 종아리를 아래에서 위로 가볍게 누르면서 주물러 주고, 손가락 끝으로 종아리를 아래에서 위로 두드려 준다.

다음의 체조는 식생활의 변화에 있어서 탁월한 예방 및 보완 효과를 줄 것이다.

▶ 아침저녁으로 5분 동안, 방에서 발가락 끝으로 달리기를 한다. 이어서 의자에 앉아 종아리 근육을 느슨하게 흔들어 준다.

▶ 줄넘기도 좋은 효과를 주는데, 처음에는 두 발로 가볍게 뛰어 넘다가, 왼발과 오른발을 번갈아 가며 넘는다.

▶ 꼿꼿하게 선 자세로, 발가락 끝으로 서게 될 때까지 발꿈치를 아주 천천히 바닥에서 들어올리면서, 고속도 촬영을 하듯이 발을 올렸다 내린다. 그런 다음, 다시 천천히 시작한 자리로 되돌아간다.

▶ 엉덩이에 손을 짚은 채, 등을 대고 누워서 자전거를 타듯

이 다리로 힘차게 페달을 밟는다. 이 운동은 부은 무릎에도 도움이 된다. 다만, 무릎을 굽힌 다음 다리를 잘 뻗어 주도록 한다.

▶ 무릎 굽히기는 종아리를 튼튼하게 해 주고, 오금에 있는 과잉 지방을 없애 준다.

▶ 발끝으로 걷는다. 발끝으로 천천히 구부리면서 걷다가, 다시 천천히 꼿꼿하게 선다. 아침에 일어나서, 또 저녁 취침 전에 규칙적으로 10~15분간 무릎 굽히기를 하면, 종아리와 무릎 모양이 점점 좋아질 것이다.

▶ 다리를 흔들면 무릎 관절에 탄력을 준다. 발을 붙이고 꼿꼿하게 선다. 허벅지가 같이 움직이지 않게 하면서, 오른쪽 다리와 왼쪽 다리를 번갈아 가며 앞뒤로 흔들어 준다.

▶ 배를 대고 반듯하게 누워서 발뒤꿈치로 엉덩이를 힘껏 두들긴다.

♠ 관절염에 해로운 식품과 이로운 식품

무릎 관절로 고생하는 사람들은 소금, 설탕, 설탕 함유 식품, 우유는 절대 삼가도록 한다.

칼슘은 뼈에서 새로운 세포가 형성되도록 하는 역할을 하며, 칼슘의 이 기능을 촉진하기 위해서는 마그네슘과 비타민D가 필요하다. 매일 90% 이상의 우선성 유산이 든 요구르트를 한 잔씩 마시도록 한다.

위의 영양소는 다음 식품들에 많이 함유되어 있다.

▶ 현미, 보리빵, 귀리빵, 납작보리, 기장

▶ 신선한 뱀장어, 안초비, 넙치, 대구

▶ 닭 가슴살, 닭 간, 노루 고기(뒷다리), 소 심장, 칠면조

▶ 양배추, 감자, 콜라비, 근대, 파슬리, 부추, 복숭아, 자두

칼슘은 비타민 A, C, D, 철분, 마그네슘, 소량의 레시틴과 함께할 때 가장 효과적이며, 상어 간에서 추출한 기름은 칼슘의 보조 작용을 한다.

☞ **보충 영양소**(부록 참조)

보충 영양소	함 유 식 품	권장 섭취량
실리시움	순무나 일반무에 다량 함유	500mg
비타민 A	간, 난황, 버터, 시금치,당근, 호박	1000I.E.
비타민 B12	간, 어류, 육류, 조개류, 치즈	5mg
폴 산	푸른잎 채소, 동물의 간	500mg
이노시톨	우유, 야채, 견과류, 맥주 효모	1000mg
판토텐산	난황, 맥주 효모, 이스트, 과일	100mg~1g
바이오플라보노드	과일과 채소	3000~5000mg
비타민D	간, 난황, 정어리, 고등어, 버터	800I.E.
비타민 E	밀, 콩기름, 땅콩, 간, 달걀, 연어	600~1만I.E.
칼 슘	생선뼈, 치즈, 참깨	500mg
마그네슘	참깨, 말린 콩, 기장, 현미, 효모	500mg
셀 레 늄	현미, 굴	100~200μg
칼 륨	보리, 무, 미나리, 콩, 바나나, 밀	500mg
유 황	달걀, 육류, 우유, 마늘, 양파, 무	200mg
아 연	밀, 쇠고기, 콩, 효모, 귀리	15mg이상
비타민 B복합체	1000mg	

발에 생기는 굳은살

많은 사람들은 발가락이나 발바닥에 굳은살이 생겨 통증을 느끼고, 걸을 때마다 따끔거려 신을 신고 다니기를 불편해 한다.

특히, 여성들의 경우 굽이 높은 구두로 인해 체중이 앞쪽으로 쏠리기 때문에 더욱 심한 자극을 받게 된다.

두껍고 다소 평평하게 생긴 굳은살은 만성적인 피부 질환의 결과이다.

이는 압박이나 진동, 열, 냉기, 통증 등의 반복으로 피부가 자극을 받아 생기는 것으로 특히, 손바닥(테니스 선수의 경우)과 발뒤꿈치 및 발가락에 많이 나타난다.

♠ 굳은살의 제거와 방지

발을 촉촉한 상태에서 매일 솔이나 수세미로 마사지해 주는 것이 좋다.

굳은살 예방책으로는 피부에 비타민 A와 E를 함유하고 있는 기름이나 봉랍 크림을 발라 주면 효과적이다.

물론, 굳은살 제거를 위한 손질에서도 세심한 피부 관리와 잘 맞는 신발이 전제되어야만 한다.

♠ 야채와 생선을 많이 먹어야 굳은살이 제거된다

무엇보다도 비타민 A와 C, 칼륨과 칼슘, 아연 같은 미네랄을 공급해 주는 음식을 섭취해야 한다.

위의 영양소를 두루 함유한 식품에는 생선과 갑각류, 신선한 야채 등이 있다. 겨울에는 황이 함유되지 않은 말린 과일과 11월 이후에 수확된 견과류가 더욱 효과를 준다.

☞ **보충 영양소**(부록 참조)

보충 영양소	권장 섭취량	보충 영양소	권장 섭취량
비타민 A	1만I.E.	칼　　륨	30mg까지
비타민 C	1~4g	칼　　슘	200mg까지
크롬세인	7.5~45μg	아　　연	15mg까지

티 눈

♠ 티눈이 생기는 원인

티눈은 각피질이 두꺼워진 것으로서, 너무 꼭 끼는 신발을 계속 신는 데서 생기는 압박으로 인해 발생하는 경우가 많다. 이렇게 두꺼워진 각피질은 차츰차츰 돌기가 형성되고, 건강한 조직 속으로 점점 깊이 밀고 들어가게 되는데 이것이 티눈이다.

흔하지는 않지만 염증이 생기거나 심지어는 패혈증을 초래할 수도 있으므로 직접 손을 대는 것은 삼가야 한다.

♠ 일반적인 티눈의 치료

발뒤꿈치에 생기는 딱딱한 피부는 크고 평평한 티눈이나 다름없는데, 경석이나 비타민 E 오일을 사용하여 손수 치료하면 효과적이다.

탄산칼륨을 섞은 뜨거운 각탕(脚湯)이나, 알칼리 성분이 없는 녹색의 약용 비누는 완화 작용을 하는데 가능한 한 꼭 끼는 신발은 신지 않아야 효과가 있다.

♠ 티눈에 설탕은 금물

설탕 및 설탕이 들어간 식품을 금하는 것이 기본 조건이다. 야채, 땅콩, 굴 등을 섭취하여 비오틴과 아연을 공급받도록 한다. 치즈, 스파게티, 국수 등도 괜찮지만 동물성 지방은 피해야 한다.

갈라진 발바닥과 발가락 사이의
벌어진 피부

♠ 갈라진 발바닥의 치료법

일반적으로 발바닥과 발가락 사이의 피부가 갈라지고, 자주 염증을 일으키며, 벌어져서 걸을 때 심한 통증을 느끼게 되는 경우가 많다. 특히, 물을 가까이하게 되는 여름철에는 이 증세가 더욱 심하게 된다.

벌어진 부위는 유해물질과 발병 인자가 체내로 침입할 가능성을 제공하므로 갈라진 피부는 특별한 손질을 요한다. 양말과 신발은 축축한 온기 때문에 박테리아들이 모여들고, 입었던 옷을 또 입으면 더 많은 발병 인자가 들어오게 된다. 그리하여 결국에는 피부 틈새로 뚫고 들어가서, 피부에 여러 가지 악영향을 끼치는 것이다.

아연 연고와 캡슐에 든 비타민 E 오일이 적합하다. 아침저녁으로 번갈아 가며 발과 발가락 사이에 발라 주도록 한다. 그러나 그에 앞서 양말과 신발은 매일 깨끗이 갈아 신어야 하는 것은 기본이다.

♠ 갈라진 피부에는 비타민 C가 필요하다

영양섭취는 다양하면서도 특히 미량 영양소가 풍부해야 한다. 아연이나 비타민 C의 결핍은 피부가 갈라지거나 벌어지는 원인이 된다.

　그러므로 딸기와 과일, 신선한 야채와 견과류, 그리고 생선을 섭취하여 비타민 C의 결핍을 보충해 주어야 한다.

☞ **보충 영양소**(부록 참조)

보충 영양소	권장 섭취량
비타민 E	매일 400I.E.
비타민 C	1~6g
비타민 A	5000~2만I.E.(생선 기름)
비타민 B복합체	매일 최소한 50mg
아연 연고	

땀이 많이 나는 발

♠ 발에 땀이 나는 원인

발에 땀이 나는 것은 위생과 일상적인 손질은 물론이고, 내장의 장애와도 관련이 있다. 예컨대, 신부전증이나 간 기능이 저하된 경우가 그것이다.

그리고 화학섬유로 된 양말이나, 두꺼운 가죽으로 만들어진 꽉 끼는 구두, 공기가 통하지 않는 구두, 물결무늬의 고무창 등이 자연적인 증발을 방해하여 피부가 제대로 숨을 쉴 수 없는 경우에도 땀이 많이 나게 된다.

의학적인 명칭이 말해 주듯이, '하이퍼히드로시스'는 병적으로 땀이 많이 나는 것을 의미하며, 순환장애나 신진대사 장애, 갑상선 기능 장애 등이 원인이 된다.

♠ 신발과 양말에 신경을 써야 한다

피부가 숨쉬는 것을 방해하지 않는 신발이나 양말을 신도록 한다. 가능한 한 자주 맨발로 달리고, 초원 위의 이슬을 밟으며 날마다 집에서 뜨거운 물로 각탕을 하거나 발에 비타민 E 오일을 잘 발라 주면 좋다. 발 체조는 혈액순환을 활발하게 해 주므로 자주 해 주는 것이 발 건강에 좋다.

발가락 사이에 생기는 세균 질환은 대부분 제거하기가 어렵기 때문에 주의해야 한다.

세균 질환을 이겨내기 위해서는 유황, 아연, 또는 비타민 C가 들어 있는 연고가 적합하다.

아침저녁으로 유황침액에 발을 철저하게 씻은 다음, 비타민 E 캡슐 한 개 내지 두 개 분량의 오일로 발을 마사지해 주고, 감염된 부위에 오일이 비교적 오래 작용하게 하는 것이 좋다.

♠ 과일과 야채를 많이 먹자

설탕과 설탕이 들어 있는 식품은 완전히 제외하고, 겨울에는 신선한 견과류와 말린 과일로 신선한 야채와 샐러드를 대신하여 섭취하도록 한다.

각종 딸기류, 사과, 오렌지, 황이 들어 있지 않은 건포도, 콘플레이크, 견과류나 말린 과일을 크림이나 요구르트와 곁들여 먹으면 좋다.

☞ **보충 영양소**(부록 참조)

보충 보양소	권장 섭취량
유 황	매일 200mg
리놀산, EPA, DHA	매일 500I.E.까지
메티오닌, 타우린, 시스테인	아침저녁 공복상태나 식사 전 1g씩
비 오 틴	150μg이상

발이나 발톱에 있는 세균

♠ 세균 감염의 원인

일반적으로 발이나 발톱에 세균이 번식하게 되면, 발톱이 딱딱하고, 각질층이 생기며, 색이 변하여 보기에도 싫고 심지어는 냄새까지 나게 된다.

발톱이 세균이나 곰팡이에 감염되면 색이 변하고 아주 단단한 각질층이 형성된다. 그런 후에 증세가 심해지면 피부가 약간 벗겨지고, 점차로 발톱이 빠지게 되는 것이다.

원인균으로는 효모같이 발아하는 칸디다균이 있을 수 있는데, 이 균은 신체가 저항력이 약화될 때만 침입한다. 유기체의 생명 활동을 저해하는 독한 약을 장기간 복용하거나, 피부에 습기가 많으면 이 세균에 감염될 수 있다. 또한 박테리아나, 바이러스, 세균들은 자주 급성 조구염을 일으키기도 한다. 조구는 발톱과 발톱에 근접해 있는 피부이다.

만성적인 염증은 세균이나 화학적 자극, 혈액 순환 장애로 인해 발생한다.

♠ 발의 청결을 유지하는 것은 기본

귀가하는 즉시 신을 벗도록 한다. 발은 절대적인 휴식이 필요하기 때문이다. 아침저녁으로 발을 씻고 깨끗하게 하는 것이 우선적이다.

　발은 지방산이나 다른 중요한 물질의 결핍을 말해 준다. 그러므로 하루에 비타민 E와 비타민 A, 달맞이꽃 기름을 1캡슐씩 잘라서 재제 모두를 발톱에 떨어뜨리면 좋다. 너무 적은 것보다는 좀 많은 편이 효과적이다.

　주로 과일과 야채, 딸기, 신선한 채소, 샐러드, 생선 및 발효 유제품으로 구성된 완전한 영양섭취를 하도록 한다. 발효 유제품은 유산을 90% 이상 함유해야 하며, 밀가루 음식과 효모가 들어 있는 식료품은 좋지 않다.

☞ **보충 영양소**(부록 참조)

보충 영양소	권장섭취량
비타민 A(생선 기름)	1000~3만I.E.
폴 산	400μg
비타민 B복합체	50~150mg
비타민 C	최소한 2g이상
칼 슘	800mg까지
철 분	30mg까지
아 연	300mg까지

8

체중 과다와 체중 미달

배, 엉덩이, 허벅지는 지방의
주요 공격 대상이다

배와 엉덩이 그리고 허벅지의 상부는 그 사람의 잘못된 식생활과 영양 부족상태, 운동 부족 등을 잘 나타내 주는 부위이다.

또한 신진대사 장애도 이 부분의 비만을 야기하는 수가 있다. 그러나 과격한 다이어트는 심각한 신체의 기능장애를 유발할 수 있으므로 더욱 주의해야 한다.

즉 건강에 필수적인 각종 비타민, 흔적 물질, 미네랄 그리고 아미노산이 결핍하게 될 뿐만 아니라, 줄인 몸무게가 다시 급속도로 불어나는 '요요현상'으로 고통을 겪게 될 확률이 높기 때문이다.

신진대사에 문제가 있는 사람들은 현대인들이 옛날보다 에너지 소비량이 적다는 것을 염두에 둬야 한다. 따라서 영양분 없이 칼로리만 가지고 있는 음식물은 가능한 한 피해야 한다.

이런 음식물들은 우리 몸의 취약 부분, 즉 엉덩이, 배 및 허벅지에 지방을 축적시킬 뿐이며, 대표적인 음식물은 설탕, 하얀 밀가루, 정제한 쌀, 인스턴트 식품과 국수 종류 등이다.

영양섭취를 균형 있게 하기 위한 합리적인 식단을 구성하면, 비만을 걱정할 필요가 없다. 합리적인 식이요법은 소화능력을 향상시키고, 체중초과를 방지할 수 있기 때문이다.

정통분자 식이요법은 몸에 필요한 에너지를 제공하면서 신체의 모든 요소를 활기 있게 만들고 강화시킨다.

이 같은 식이요법은 채소, 과일 그리고 샐러드를 풍부하게 섭취함으로써 가능하다. 채소나 과일은 인체에 소화되지 않는 식물성 섬유인 섬유소를 충분히 공급하여 장의 활동성을 촉진시켜 주기 때문이다.

변　비

♠ 변비의 원인

변이 장 속에 오래 머물게 되는 것은 대부분의 경우, 장 활동의 약화나 돌기에 의해, 또는 장의 벽이 두꺼워짐에 따라 계속적으로 장의 통로가 좁아짐으로써 일어난다.

첫째, 변비는 대부분 운동 부족과 잘못된 식생활 습관, 즉 수분과 섬유질을 충분히 섭취하지 않음으로써 생긴다.

둘째, 항생제와 설사약의 남용에 의해서도 변비가 자주 생기므로 주의해야 한다. 이러한 약들은 병의 근원을 제거하는 게 아니라 오히려 상태를 악화시키기 때문이다.

즉 설사약은 변비를 유발시킬 뿐 아니라, 병을 일으키는 세균이 장내에서 번식하도록 촉진시킨다. 그리고 이 약의 만성적으로 남용할 경우 장의 근육이 스스로 운동할 기회를 제지함으로써 장의 근육을 약화시킨다.

그렇게 되면 음식물은 장에 계속 남아 있으면서 발효가 되고 부패해지며, 배설작용이 쉽게 이루어지지 않게 되는 것이다.

셋째, 스트레스가 있거나 감정의 기복이 심한 경우에도 일시적으로 변비가 올 수 있다.

이런 경우 배가 가득찬 불편한 느낌을 갖게 되며, 피로감, 신경쇠약, 막연한 불안감이 동반된다.

♠ 섬유질이 풍부한 식품이 변비를 치료한다

섬유질이 풍부한 채소나 현미 같은 음식물을 자주 섭취 한다면 설사약은 필요 없다. 섬유질은 변을 부드럽게 유지시키고 양을 증가시킬 뿐 아니라, 둔화된 장의 움직임을 활성화시킴으로써 변이 잘 나오게 해 주기 때문이다.

지방질이 많은 음식물은 장의 점막에 기름을 칠한 것과 같은 효과를 가져오기 때문에 변비 예방에 도움이 된다.

또한 마늘, 요구르트, 과일, 특히 사과, 파파야(멜론), 파인애플, 말린 자두 그리고 무화과 등은 섬유질을 많이 포함하고 있기 때문에 장의 활동을 촉진시켜 준다.

인체가 섬유질을 섭취하게 되면 많은 수분을 필요로 한다. 그러므로 적어도 하루에 3ℓ의 과일차, 약초차 또는 탄산가스를 포함하지 않은 생수를 마시는 것이 좋다.

민물고기와 바다생선은 우리 몸에 필요한 수용성 비타민을 풍부히 제공하기 때문에 가능한 한 많이 섭취하도록 한다.

피스타초, 땅콩 그리고 브라질 너트와 같은 견과류는 불포화 지방과 고품질의 단백질을 함유하고 있으며, 비타민 B군 외에 수용성의 비타민 A와 E를 많이 포함하고 있다. 이들 견과류는 보통은 가공하지 않은 상태로 섭취하기 때문에 영양학적으로 이상적인 식품군을 이루고 있으며, 칼슘, 인, 철, 마그네슘과 같은 다양한 광물질도 인체에 충분히 제공한다.

☞ **보충 영양소**(부록 참조)

보충영양소	함 유 식 품	권장 섭취량
비타민 A	간, 난황, 버터, 시금치, 무청, 토마토, 당근, 호박	2만5000I.E.

심하게 튀어나온 배

♠ 배가 튀어나오는 여러 가지 원인

심하게 튀어나온 배(일명 맥주배)로 고민하는 경우는 대부분 중년의 남성들이다. 이들은 정기적으로 운동을 하고 사우나에도 가며, 맥주를 많이 마시지 않는데도 배가 불룩하게 튀어나와 불편함을 느낀다.

여자들의 경우, 피임약이 몸에 맞지 않을 때, 배가 나오기도 한다. 피임약 복용 후 배가 나오는 외에 두통과 다른 비정상적인 증상이 나타나면, 산부인과 의사와 상의하여 피임약 복용을 중지하도록 해야 한다. 복용 중지 후 시간이 어느 정도 경과하면 몸의 호르몬 분비 기능이 정상적으로 되고 배는 다시 정상 상태로 되돌아오게 될 것이다.

♠ 식습관을 바꿔야 한다

설탕, 설탕 대용 식품(사카린), 담배(필터: 65%의 설탕 함유), 흰 밀가루, 케이크와 빵 등과 같은 식품들을 피하도록 한다.

식물성 마가린과, 맥아 기름, 해바라기유, 아보카도유, 면실유, 호두 기름, 콩기름 등 다중 불포화 지방산을 많이 함유한 기름만 섭취하도록 한다.

섬유질을 충분히 섭취하기 위해 날것이나 살짝 데친 채소를 많이 먹도록 한다. 물론, 여기에 식초와 식물성 기름을 넣은 샐러드를 만들어 먹는 것도 효과적이다.

치즈, 응고 우유, 요구르트, 엉긴 우유와 신우유 등에는 양질의 유산과 단백질이 들어 있다. 육류로는 양고기가 특히 권장할 만하며, 대구나 기타 생선도 가능한 한 많이 먹도록 한다. 그 밖에는 변비 예방을 위한 식이요법과 동일하다.

☞ **보충 영양소**(부록 참조)

보충 영양소	함유식품	권장섭취량
비타민 B2	달걀, 생선, 간, 우유, 치즈, 육류, 콩류	10mg
비타민B6	간, 난황, 옥수수, 곡류, 육류매일	50mg까지
비타민 B12	간, 치즈, 어류, 육류, 조개류	100μg까지
판토텐산	간, 치즈, 난황, 이스트, 어류, 조개류	매일 250mg
이노시톨	곡물, 효모, 육류, 우유, 견과류, 야채	매일 500mg
비타민 C	시금치, 무청, 감귤류 등의 과일과 채소	매일 1g
칼 슘	각종 생선뼈, 치즈, 참깨	500~1000mg
마그네슘	참깨, 말린 콩, 기장, 현미, 효모	250~500mg
종합 비타민 B → 약 50mg, 정제 : 하루 2개 정도		

가스로 인한 헛배부름

♠ 헛배부름의 원인

가장 일반적인 원인은 장의 활동 장애로 인한 것이다. 가스가 차는 증세를 의학 용어로 '고창(Flatulent)'이라고 하는데, 그 원인은 공기를 삼킴으로써 생기는 경우와 장에 남아 있는 소화되지 않은 음식물에 부패를 유발시키는 박테리아가 번식함으로써 가스가 방출되는 경우로 크게 두 가지가 있다. 흔히 배에 가스가 차는 것은 이 두 경우가 복합되어 생긴 것이다.

너무 빠른 속도로 식사를 하거나 식사 중에 스트레스를 받거나 대화를 할 때 공기를 들여 마시게 되면 단백질 성분이며, 신진대사에 필수적인 요소인 장효소의 작용에 부담을 주게 된다.

이런 증세가 자주 계속되면 체내의 전해 조절 작용에 부정적인 영양을 끼치게 되고, 전해질의 역할 양이 줄어들게 되어 헛배부름의 증상이 나타나게 된다.

소화 장애에 이상이 없는데도 헛배가 불러온다면 이는 스트레스, 신경 장애 등의 심리적인 요소가 그 원인이 되고 있음이 틀림없다.

헛배부름을 유발시키는 음식물도 있으므로 주의하도록 한다. 예를 들어 빵, 사과, 콩, 유제품도 소화 효소로써 분해할 수 없는 당분을 가지고 있기 때문에 헛배부름의 원인이 될 수 있다.

샐러드 오이나 양배추 같은 야채, 또는 열매나 맥아도 헛배부름을 가져올 수 있고, 튀김 요리와 말린 열매에 들어 있는 농축된 당분도 영향을 미친다.

그러나 유황 처리를 하지 않고 말린 열매는 끓이거나 물에 불리면 당분 농도를 낮출 수 있다.

♠ 운동을 많이 할수록 좋다

간단하게는 매일 산책을 하거나, 누워서 배를 굴리는 운동, 마사지 등 배의 근육을 훈련시키는 운동을 하는 것이 좋다.

▶ 단단한 바닥에 두발로 서서 무릎을 가볍게 구부린 다음, 두손을 모아서 목덜미 뒤에 놓고, 몸을 엉덩이를 통해 서서히 들어올린다. 그러는 동안 숨을 들여 마신다. 이 때에 등은 움직이지 말고 배와 엉덩이로 움직여야 한다.

▶ 몸을 올릴 때는 숨을 들여 마시고, 낮출 때는 숨을 내쉬도록 한다. 배의 근육 훈련을 통해서 장에서 생긴 독소를 신체 내의 장기에 나쁜 영향을 끼치지 않고 배출시킬 수 있다.

♠ 요구르트와 마늘이 소화를 촉진시킨다

양질의 우유로 만든 발효된, 효소가 풍부한 요구르트나 신 우유를 많이 마시면 소화에 도움이 된다.

이런 종류의 우유 제품은 장에 락타제라 불리는 소화 효소가 부족해서 유산 분해가 어렵고, 우유를 잘 소화시킬 수 없는 사람들도 쉽게 마실 수 있기 때문이다.

마늘이나 아니스, 페넬과 같은 양념으로 사용되는 식품들도 소화를 촉진시키고, 위액을 정상화시키며, 장내에 유해한 세균을 억제하고, 소화 기관의 활동을 촉진시켜서 헛배부름을 예방하는 데 도움이 된다.

레몬즙과 과일로 만든 식초도 여기에 함께 권장할 만한 식품이다.

☞ **보충 영양소**(부록 참조)

장의 기능에 이상이 없을 경우에는, 매일 500 mg 의 판토텐산을(식전 또는 식후에 추가로 섭취해도 됨) 섭취하면 장내의 가스 생성을 약화시킬 수 있다. 비타민 B 그룹은 장의 활동을 촉진하기 때문에 소화에 도움이 된다.

보충 영양소	함 유 식 품	권장 섭취량
비 오 틴	효모, 간, 쇠고기, 콩, 돌버섯	$100\,\mu g$
콜　　린	달걀노른자, 간, 맥주 효모, 밀	50mg
이노시톨	곡물, 효모, 육류, 우유, 견과류, 야채	50mg

오렌지 껍질처럼 우둘투둘한 살갗

♠ 원 인

오렌지 껍질처럼 우둘투둘한 살갗은 임파선 액이 고임으로써 발생되는 증세로 임파선 통로에 어떤 종류의 단백질이 비정상적으로 생성되어 나타나는 것이다.

오렌지 살갗은 깔때기 모양으로 들어가고 언덕 모양으로 나온 우둘투둘한 피부가 특징이며, 세포가 쌓인 자리에 주름과 압력이 생겨서 일어난 것이다.

이와 같은 살갗의 변화는 '아밀로이드'라 불리는 단백질 성분 때문이다.

즉, 오렌지 껍질처럼 우둘투둘한 피부는 동물성 지방과 당분, 당분 대용 식품, 탄수화물을 많이 섭취하고 비타민을 충분히 보충하지 않았을 때 단백질 섬유 조직처럼 병적으로 쌓여서 생기는 증상이다.

다시 말해, 단백질을 많이 함유한 반죽 같은 형태의 물질이 임파선 통로에 쌓이면 염증이나 수술 후의 흉터가 난 곳에는 살갗의 구멍이 오므라들어 피부에 오렌지 껍질과 같은 증상이 나타나게 되는 것이다.

그런데 이런 증상은 발이 찬 사람들에게서 더 자주 생기는 경향이 있다.

♠ 일반적인 손질법

오렌지같이 우둘투둘한 피부에는 다음의 몇 가지 처방이 효과적이다.

▶ 꽉 끼는 양말 대신에 넉넉하고 통풍이 잘 되는 양말을 신도록 한다.
▶ 너무 뜨거운 물을 마시거나 목욕하지도 말고, 햇빛에 장시간 노출되는 것을 피하도록 한다.
미지근한 물로 샤워하도록 한다.
▶ 가능한 한 편안한 신발을 신고 산책을 자주 하도록 하며, 시간이 허락하는 한 자주 테니스나 수영을 하도록 한다.
또한 체조를 규칙적으로 하는 것도 효과적이다.

증세가 조만 간에 호전되지 않을 경우, 영양섭취 방법을 검토해서 적절한 식생활을 선택하고 필요한 영양소를 보충하도록 한다.

동시에 임파액 제거, 열 치료, 마사지 치료 등을 몇 주 내지 몇 달에 걸쳐서 실시하면 증상이 현저히 가라앉게 될 것이다.

발이 찬 사람은 신장의 기능이 저하되지 않도록 유의하고, 물이나 차를 하루에 2~3ℓ 정도 마시도록 한다.

특히 잠자리에 들기 전에 발을 따뜻하게 유지하도록 한다.

견딜 수 있을 정도의 뜨거운 물에 두 발을 발목까지 담그고 계속 뜨거운 물을 발등에 끼얹는 발 목욕을 해주면 좋다.

이렇게 발을 15~20분 동안 발을 따뜻하게 한 다음 곧 바로 잠자리에 들도록 한다.

그런데 이 때에도 발을 잘 덮도록 유의해야 한다.

♠ 알코올을 줄여야 혈액 순환이 잘된다

식사 중에는 가능한 한 물을 마시지 말고, 적어도 식후 한 시간 뒤 녹차나 약초차를 마시되 커피는 금하도록 한다.

즉, 다섯잔 반 정도에 해당하는 분량의 차를 도기에 담아서 식사 사이의 시간을 적절히 분배해서 차를 마시도록 하는 것이 효과적이다.

알코올 성분이 있는 음료수는 피한다.

왜냐 하면 알코올은 간을 해치고 혈액순환 장애를 일으키기 때문이다.

- ▶ 케이크와 과자나 사탕 같은 단 음식을 피하도록 한다.
- ▶ 아침에는 과일과 열매를 많이 먹는다.
- ▶ 신선한 참치와 아몬드를 얹힌 샐러드, 치즈와 호두, 철에 맞게 나오는 싱싱한 야채를 살짝 데쳐서 요구르트로 만든 소스로 맛을 내면 간식으로 아주 훌륭하다.
- ▶ 언어, 송어, 흑넙치, 백넙치, 대구, 황아꾸 등의 생선은 매주 적어도 한 번 이상 식탁에 올리는 것이 좋다.
- ▶ 채소 및 샐러드와 함께, 섬유질이 많이 들어 있는 곡물, 즉 귀리, 보리 또는 스펠트밀로 만든 빵 등을 많이 섭취한다.
- ▶ 맥아기름, 해바라기유, 호두유, 콩기름, 사플로어유, 겨자유와 같은 다중 불포화 지방산을 포함한 정제하지 않고 직접 짜서 만든 기름만 이용한다.
- ▶ 오후 너무 늦은 시각이 아니면 바나나, 참외 또는 망고 등을 간식으로 들어도 좋다.
- ▶ 두부 요리는 대단히 권장할 만한 식품이다.

☞ **보충 영양소**(부록 참조)

보충영양소	함유식품	권장섭취량
비타민 B12	간, 치즈, 어류, 육류, 조개류	50ug
니아신	육류, 간, 땅콩, 현미, 콩, 효모	500ug
마그네슘	밀, 참깨, 콩, 현미, 기장, 효모	500mg
칼슘	생선뼈, 치즈, 참깨	1~2g
아연	밀, 쇠고기, 콩, 맥주 효모, 귀리	400mg
비타민 C	시금치, 감귤류, 딸기	500~1500mg
비타민 D	간, 난황, 정어리, 고등어, 버터	500~800mg
비타민 E	식물성 기름, 우유, 시금치, 간, 달걀	75~400I.E.
망간	양고기, 콩, 미나리, 쌀, 개암, 호밀	30~45mg
비타민 B	50mg	
폴리움산	400ug	
우비치논	60~90mg	

임 신 선

[?] 임신선은 임신 후반기에 복부와 유방 등의 피부에 나타나는 국한성의 긴 방추형 선으로, 외피의 급격한 팽창으로 피하조직이 단열되어 생긴 것이다.

그러므로 증상은 임신부(약 90%)뿐만 아니라, 남녀 모두 비만인 사람들에게 나타난다.

처음에는 푸른빛을 띤 붉은 빛깔을 나타내고, 나중에는 적갈색으로 되나, 분만을 한 후에나 살이 빠진 뒤에는 퇴색하여 반흔상(癜痕狀)이 된다.

이 증상은 비타민 E, 비타민 B군, 그리고 아연의 부족과 신체의 면역이 능력 저하되면 그 형성이 촉진된다.

♠ 임신선의 치료와 주의할 점

소시지, 돼지고기, 응고된 기름 그리고 설탕의 과소비 등을 많이 섭취하는 나쁜 식생활은 피하며, 임신 기간 중의 여성들은 바람직한 식생활에 특별한 관심을 가지고 영양섭취를 해야 한다.

임신 중에는 술이나 담배도 금물이다. 그리고 스트레스, 운동 부족, 약물 복용은 색소침착을 촉진하므로 주의해야 한다.

주의를 소홀히 할 경우 복부의 살갗이 얼룩지고 임신선들이 나타나게 되는데, 이러한 증상은 복부뿐만 아니라 팔, 다리 등의 다른 신체 부위에도 나타날 수 있다.

심한 신진대사 장애 증후군의 일종인 커싱-신드롬(cushing-syndrom)인 경우, 이런 살갗선과 함께 고혈압과 체력 저하를 가져올 수 있다. 고혈압 환자들에게서 부신 피질 호르몬의 일종인 코티손이 과다하게 존재한다는 것은 약물 복용과 관련이 있는 것이므로 전문의와 상담하도록 한다.

출산 직전에 비타민 B1의 양을 늘려서, 적어도 하루 250mg 이상, 섭취하도록 한다. 이 기간 동안에는 무엇보다 종합 비타민 B와 칼슘을 충분히 섭취하도록 한다. 비타민 C와 E는 이뇨작용에 매우 효과가 크며, 특히 비타민 E는 임신부의 출산을 쉽게 하기 위한 근육의 탄력성과 확장 능력을 높여 준다.

그리고 아연은 출산을 용이하게 할 뿐아니라, 단백질, 마그네슘, 칼륨, 불포화 지방산 그리고 비타민 E와 함께 근육을 강화시킨다.

비타민 K는 혈액을 정화시키는 프로트롬빈의 형성을 촉진시키며, 이 프로트롬빈이 부족하게 되면 출혈이 잘 멎지 않게 되는 위험이 있으므로 임신 중에는 비타민 K가 매우 중요하다.

♠ 임신부를 위한 식생활

커피, 담배는 물론 식빵 및 잼도 가능한 한 피하도록 한다. 균형 있게 골고루 미네랄을 섭취하는 것은 임신부와 아기를 위해서 중요하다.

식단에는 항상, 칼슘, 마그네슘, 아연, 철, 단백질이 풍부한 식품들이 빠지지 말아야 하며, 영양식을 가능한 한 다양하게 구성하도록 한다. 비타민 K는 달걀, 신선한 시금치, 양배추 그리고 넓은잎 채소에 풍부하다.

아침에는 과일과 열매를 먹고, 양질의 스펠트 밀, 보리, 귀리, 수수 또는 호밀과 같은, 각종 곡물 요리 또는 이러한 곡물로 만든 빵을 먹는 것이 좋다.

단백질이 풍부한 식품들로서 엉긴 우유와 농가에서 직접 만든 치즈, 버터우유 등이 있는데, 이들은 불포화 지방산을 풍부히 공급한다. 육류로는 쇠고기와 양고기를 주로 섭취하는 것이 좋다.

여름철에는 견과류를 포함해서 각종 샐러드, 콩 또는 두부 같은 식품들이 양질의 영양을 풍부히 공급해 주고 식단을 풍성하게 한다. 채소는 신선한 완두콩과 그 외의 여러 가지 콩들을 들 수 있으며, 이들을 감자 및 쌀과 함께 먹으면 더욱 좋다.

겨울철에는, 양배추(살짝 데쳐서), 또는 쉬코리(꽃상추), 아보카도 그리고 애호박과 같은 싱싱한 겨울 채소와 겨울 샐러드를 우선적으로 많이 먹도록 한다.

대구, 연어 그리고 제철에 나오는 각종 생선을 다양하게 요리해서 먹으면 좋은데, 이런 요리에 구근 샐러리, 양배추, 서양무, 검은 무, 견과류 등을 함께 곁들이면 더 맛있게 먹을 수 있다.

☞ 비타민 K 복용시 주의할 점 : 비타민 K가 부족한지 어떤지를 잘 모를 경우 무작정 복용할 것이 아니라, 먼저 전문의와 비타민을 복용해야 되는지 여부를 상의하도록 한다. 복용해야 될 경우, 합성 비타민제는 부작용을 가져올 수 있기 때문에 의사로부터 자연산 비타민 K 처방을 받도록 한다.

☞ **보충 영양소**(부록 참조)

보충 영양소	권장 섭취량	보충 영양소	권장 섭취량
비타민 B6, B1	하루 400mg	비타민 D	2000mg
니 아 신	하루 400mg	비타민 C	4g까지
판토텐산	하루 250mg	아 연	400mg
비타민 B12	하루 400ug	칼 슘	200mg까지
비타민 E	하루 400I.E.	인	50~100mg

체중 과다

? 비만증은 지방 조직의 양이 비정상적으로 증가한 상태를 말하는 것으로, 단순히 체중이 많이 나가는 것을 뜻하지는 않는다.

지방 함유량에는 개인차가 있으며, 지방이 체중의 30% 이상을 차지하고 있는 경우에만 비만이라고 할 수 있다.

♠ 체중 과다가 되는 이유

체중 과다는 지방 대사 작용과 관련이 있다.

표준 체중에서 몇 kg이 더 나간다고 해서 무조건 체중 과다라고는 말할 수 없다.

일반적으로 과장된 살 빼기는 다이어트 유행이나 '브로카공식(Broca-Formel)'으로부터 영향을 많이 받는다.

이 공식에 의하면 신장(cm)에서 100을 빼면 표준체중(kg)이 나온다. 이상적인 체중은 여기서 또한 10%을 뺀 값이다.

☞ 브로카공식에 의한 이상적인 체중(kg)
　 = { 신장(cm) − 100 } × 0.9

인체의 지방이 차지하는 비율은 일생을 살아가는 동안 변화가 심하다.

어린 아이에게는 이 비율이 비교적 높고, 남성의 경우 청·장년기에는 비율이 낮다가 중년기 이후에 다시 증가한다.

일반적으로 여성은 남성보다 지방이 차지하는 비율이 더 높은데, 그 이유는 여성의 지방 세포가 남성보다 더 크고 그 수도 더 많기 때문이다.

인체내 지방의 분포도도 성에 따라 차이가 있다. 남성은 주로 지방이 복부에 쌓이고, 여성은 엉덩이와 하복부 그리고 허벅다리에 많이 쌓인다.

지방세포는 출생 전후와 출생 후 2~3년 사이 그리고 사춘기에 새로 형성된다. 물론 성년이 된 이후에도 지방세포의 급격한 증가가 있을 수 있다.

잘 먹고 많이 먹는 사람들뿐만 아니라, 내분비선이나 호르몬의 활동 장애, 나쁜 식생활, 심리적인 장애, 지루함, 그리고 변화 없는 생활 등도 지방세포를 활성화시키는 요인이 된다.

실제로 체중 초과나 비만의 가장 큰 원인은 잘못된 식생활 습관과 이로 인한 영양 결핍 때문이다.

몸에 중요한 영양소를 충분히 섭취하지 못하면 몸안의 지방이 에너지 부족 때문에 충분히 분해되지 않는다.

식생활 습관이 나쁘면 몸안의 여러 기관이 필요로 하는 에너지가 충분히 조달되지 않기 때문에, 더 많은 양의 식사를 하게 되고 따라서 체중이 늘게 되는 것이다.

체중이 표준인 사람은 체중 과다인 사람보다 평균 수명이 현저히 높고, 활동 능력이 크며, 일반적으로 체중 과다인 사람보다 더 젊게 산다.

반면, 비만은 심장병, 신장 장애, 당뇨병, 고혈압 및 여러 가지 질병을 초래하므로, 정상적인 체중을 유지할 수 있도록 항상 주의를 소홀히 해서는 안 될 것이다.

♠ 잘 먹어야 체중이 빠진다

체중을 줄이려는 사람은 음식을 구별해서 먹어야 한다.

따라서 의식적으로 음식을 선택하는 습관을 당연히 배워야 하는데, 필요한 식품을 사는 방법과 식품의 질과 영양가에 대한 정보를 얻는 것 등이 그것이다.

그리고 매일 몸을 많이 움직이도록 노력해야 한다. 운동은 열량을 많이 소모하는 데 도움이 될 뿐만 아니라, 일반적으로 생활에 활력을 느끼게 하고 건강을 촉진시킨다.

심리적인 영향도 역시 중요하다. 체중 과다인 사람들은 흔히 자신을 혐오한다. 그러므로 모든 일에 긍정적이고, 적극적인 자세를 가지도록 해야 할 것이다.

♠ 식사의 양만이 비만의 원인은 아니다

식사의 양만이 체중 과다의 원인은 아니다. 유기체가 영양을 흡수하는 데는 영양의 종류와 질, 그리고 식단의 구성에 많은 영향을 받는다.

그러므로 체중감소를 위해서는 장기적인 안목에서 영양이 풍부한 식단을 세밀하고도 계획적으로 구성해야 한다.

복잡한 처리 과정을 거치거나, 약품 및 인공 물질로 처리된 식품들은 신진대사 활동에 나쁜 영향을 끼칠 우려가 있으며, 부작용과 세포 파괴의 원인이 된다.

설탕, 설탕 대용 식품, 지방질, 알코올과 담배(니코틴) 등과 같은 식품 및 기호 식품들이 이에 해당한다.

정미하지 않은 곡류를 통해 탄수화물을 섭취하고, 농약 처리하지 않은 신선한 채소와 과일에서 비타민 B군과 미량 영양소 구리와 같은 중요한 영양소를 섭취하도록 한다.

지방 공급을 위해서는 다중 불포화 지방산을 많이 포함한 원형 지방을 섭취하도록 한다.

동물성 지방을 섭취할 경우는 몸에 필수인 수용성 비타민을 많이 포함하고 있는 버터, 양질의 우유, 버터 우유, 그리고 신 우유가 좋다.

샐러드는 마음껏 먹어도 좋다. 맛을 더하기 위해 호두 기름과 양질의 식초 또는 레몬 즙을 첨가하여도 괜찮다.

간이 식빵이나 토스트는 유기농법으로 수확한 곡물로 만든 건강 식품을 섭취하며, 여기에는 잼 대신 응유나 농가에서 만든 치즈를 곁들이도록 한다.

소시지 대신 콩으로 만든 식품을, 돼지고기와 얼린 닭고기보다 양고기나 생선을 섭취하며, 가능한 한 식물성 단백질인 두부를 많이 먹도록 하자.

지방의 소화를 두 배로 촉진시키는, 비타민 E를 충분히 섭취하는 것이 좋다.

버섯류와 계란의 노른자에 들어 있는 레시틴은 지방의 분해를 촉진시키는 대표적인 영양소이다.

하지만 알코올은 레시틴의 효력을 감소시키는 작용을 하므로 타이어트를 할 경우, 특히 술을 삼가도록 한다.

☞ **보충 영양소**(부록 참조)

보충 영양소	권장 섭취량
비타민 B2	하루 100mg까지
비타민 B12	하루 100μg까지
콜　　린	2~8g
폴　　산	하루 800μg까지
이노시톨	500mg
판토텐산	250mg
비타민 C	하루 1~4g
비타민 E	600I. E.까지

체중 미달

♠ 체중 미달의 원인

병적인 체중감소는, '아노렉시(Anorexie)'라고도 불리는데, 이는 식욕 감퇴에 의해서 생기며, 이 증세는 13~30세 사이의 젊은 여성에게 많이 나타난다.

첫째, 체중 과다인 경우와 같이 '휘포탈라무스'라 불리는 자율신경 계통의 중앙 통제 기관의 작용과 관계가 있으며, 대부분의 경우 체중 미달은 심리적인 영향이 크다.

둘째, 심한 체중 미달은 또한 셀렌, 비타민 E , 마그네슘, 그리고 단백질 결핍 등의 잘못된 영양섭취에서 온다.

셋째, 젖먹이 때와 유아기 때 옥수수 재료로만 된 음식물 또는 대량 생산된 젖먹이 이유식만 이용하면 영양섭취를 골고루 하지 못하여 신체 발육에 지장을 받게 된다. 여기에 비타민 B군까지 심하게 부족하게 되면, 체중 미달, 부종, 피부 변화 및 머리카락의 색소반 감소 같은 결과를 초래하게 되는 것이다.

넷째, 병적으로 여윈 상태는 피부 아래층에 있는 지방 세포의 감소에 의해서도 생긴다. 이런 경우에는 엉덩이나 팔꿈치 부분의 살이 얇게 꺼져 있고 살갗은 눌려서 거칠게 보인다. 영양이 결핍되어서 영양섭취 작용에 이상이 있을 때에 이 같은 근육조직의 이상이 나타나게 되는 것이다.

다섯째, 당뇨병 환자의 경우 인슐린 주사를 계속 반복해서 맞게 되면 지방 세포가 감소되고 체중이 감소된다.

여섯째, 갑상선 이상 항진인 경우나 산욕병이라 불리는 출산 후로부터 신체 변화가 사라질 때까지 임신과 출산에 의해서 혈액이 감소했을 때에도, 비정상적인 체중 미달을 가져올 수 있으므로 주의해야 한다.

일곱째, 간이나 신장의 정상 활동에 장애를 일으킬 수 있는 납중독, 수은 중독인 경우나 만성 전염병이 있을 경우에도 심한 체중감소 현상이 나타나게 되므로 세심한 주의가 필요하다.

♠ 빵으로 체중을 늘릴 생각은 하지 않는 것이 좋다

영양이 풍부한 음식을 섭취하여 건강한 생활을 하고 싶어하지만, 막상 어떤 식품을 먹어야 할지, 혹시 비만이 되지나 않을까 걱정되어 식단을 제대로 구성하지 못하는 경우가 많다. 그러므로 다음에서 제시한 내용들을 참고로 알맞은 영양소를 적당히 섭취할 수 있는 식단 구성방법을 익히도록 하자.

▶ 감자 요리, 채소, 양고기 또는 연한 쇠고기 등은 단백질이 매우 많이 포함되어 있고 광물질이 풍부한 식품이다.

▶ 연어는 영양분이 가장 많은 생선 중의 하나로, 여러 가지로 다양하게 요리할 수 있으며, 여기에 식용 약초와 채소를 곁들여 먹으면 더욱 좋다.

▶ 견과류, 특히 캐슈너트와 호두는 많이 먹을수록 좋다.

▶ 수수는 밀보다 지방분을 약 두 배가량 더 많이 함유하고 있다. 이 곡물은 광물질이 풍부하고 실리슘과 플루오르 같은 미량 원소를 제공하는데, 삶기 전에 잠깐 뜨거운 물에 헹군다.

▶ 옥수수는 불포화 지방산을 많이 포함하고 있지만, 단백질 함유량은 다른 곡물류보다 부족하며, 밀, 호밀, 보리, 귀리처럼 풀(단백질의 일종)과 같은 성분을 가지고 있지 않다. 옥수수를 원료로 하는 식품들이 점점 더 중요한 위치를 차지하고 있는데 이는 대부분 곡류에 함유되어 있는 이 풀 성분이 소화를 어렵게 하기 때문이다.

▶ 귀리는 영양 심리학적으로 매우 귀중한 식품이다. 이 곡물은 다른 모든 곡물들 보다 갑절이나 더 많은 양질의 단백질을 제공할 뿐 아니라 지방, 특히 필수적인 리놀산을 제공하기 때문이다. 단백질을 제외한 귀리의 나머지 성분은 주로 쉽게 소화할 수 있는 탄수화물과 섬유질로 구성되어 있다. 그리고 비타민과 광물질 함유량은 다른 곡물들과 비슷하다. 귀리는 거칠게 갈아서 건포도와 사과로 맛을 내면 좋은 요리가 된다.

▶ 치즈는 가능한 한 대량으로 생산된 상품 대신에 영양분이 풍부하게 함유된 농가산 치즈를 먹도록 한다.

빵을 먹고 체중을 늘릴 생각은 하지 않는 것이 좋다. 왜냐하면 빵에는 설탕 성분을 제외한 다른 영양분은 거의 없기 때문이다.

☞ **보충 영양소**(부록 참조)

보충 영양소	권장 섭취량	보충 영양소	권장 섭취량
비타민 B	50mg	셀 렌	100μg까지
비타민 B6	50mg	비타민 E	400I.E.
비타민 B12	50μg	크롬 GTF	120mg까지
니 아 신	100~500mg	비타민 A	5만I.E.
비 오 틴	50~100μg	비타민 C	1~6g

9

섹스와 성기능 장애

술, 담배, 커피, 설탕은 성호르몬을 약화시킨다

피 임 약

불 감 증

임포텐스

갱 년 기

술, 담배, 커피, 설탕은
성호르몬을 약화시킨다

만족스런 성생활은 건강한 신체를 전제조건으로 하고 있으며, 건강한 신체는 올바른 영양섭취와 밀접한 관계가 있다.

갑상선, 뇌하수체, 부신, 췌장, 난소 그리고 고환과 같은 내분비선은 주로 성에 관계되는 생리 작용을 조절한다. 그 중 뇌하수체는 비타민 B군, 특히 판토텐산과 니아신, 비타민 E, 그리고 아연과 같은 미량 원소를 필요로 한다.

뇌하수체에 영양이 부족하게 되면 성기관의 발달 저하를 초래하고 갱년기가 일찍 오게 되며, 여성에게는 불감증, 남성에게는 임포텐스를 초래하게 된다. 부신은 인체에서 잔류 에너지를 저장했다가 성관계시 이 에너지를 사용하도록 해 준다.

설탕, 담배, 알코올, 커피 등 일상 생활에 크게 비중을 차지하고 있는 기호 식품들은 각성제를 많이 포함하고 있으며, 내분비선의 작용을 교란시키기도 한다.

그러므로 이와 같은 기호품들을 계속 즐기다 보면 성적인 활동력의 저하를 가져오게 될 것이다.

피 임 약

♠ 피임약과 건강과의 관계

피임약은 신진대사 작용, 특히 탄수화물의 대사 작용과 지방분의 대사 작용을 평형 상태로부터 교란시킬 수 있다.

이 약을 오래 복용하면 혈액 내의 구리 농도는 증가하고, 아연 농도는 감소한다. 그리고 인체의 철과 철을 포함한 단백질의 농도를 증가시키며, 편두통과 수면 장애, 의기소침 같은 증세가 나타나기도 한다.

게다가 피임약은 심리 장애를 가진 사람에게 있어서는 우울증을 악화시킬 수 있으므로 불안정한 심리를 가지고 있는 여성의 경우, 복용을 금지하는 것이 좋다.

특히, 담배를 피우는 여성, 35세 이상인 여성 그리고 A형의 여성들은 뇌졸중의 우려가 있으므로 더욱 주의를 해야 한다.

피임약은 혈액 속의 단백질 양을 증가시켜 혈액내의 비타민 A를 정상치 이상으로 증가하게 만든다. 피임약 복용을 중지하게 되면 비타민 A의 농도가 다시 정상치로 되돌아온다.

피임약은 더 나아가서 비타민 B12의 결핍을 촉진시키고 인체 내의 폴산을 감소시킨다. 폴산이 부족하면 설사, 체중감소가 생기고, 피부가 창백해지고, 무기력감과 수면 장애가 온다.폴산이 결핍되어 있는지는 의사만이 판단할 수 있다.

그 외에 다음의 경우에는 피임약 복용을 삼가야 한다.

▸ 집중력이 저하될 경우, 우울증의 심화
▸ 항상 피곤과 수면 장애에 시달리고, 잠을 전혀 못 이룸.
  : 니아신과 비타민 B6가 결핍된 상태이다
▸ 당분 결핍의 심화
▸ 비타민 B6를 신진대사 작용을 용이하도록 하는 물질로
  만드는 비타민 B2의 체내의 요구량이 증가할 경우
▸ 저혈압 또는 고혈압인 경우

피에 트리글리세라이드, 콜레스테린, 포스포리피드, 리포프로테인과 같은 지방 농도가 증가했다는 진단이 나올 경우, 우선 복용하는 피임제가 원인인지 알아봐야 한다.

피임약에 의해 생길 수 있는 문제점은 다음과 같다.

▸ 순환 기능의 장애로 인한 혈전증, 혈관폐색
▸ 동맥경화, 심장 혈관, 망막 혈관, 신장 혈관의 좁아짐
  (이들은 아연 부족에 의해서도 발생할 수도 있다)
▸ 편식이나 스트레스, 알코올 그리고 아스트로겐 투입의
  증가로 인해서 생긴 아연 부족.

흔히 아연이 부족할 때 발생하는 구리 농도의 이상 증가로 인한 심리적인 불안정이 조금이라도 있는 경우에는, 의사와 상의해서 아스트로겐이 적게 들어 있는 피임약을 처방받아야 한다.

왜냐 하면 아스트로겐이 영양분과 관련된 부작용의 원인이 되기 때문이다. 이 약은 또한 요오드및 갑상선 호르몬 티록신과 결합하는 단백질의 증가를 가져올 수도 있다. 즉 피임약은 갑상선의 작용 저하를 가져온다.

♠ 피임약은 복용 중단 후 석달이 지나야 몸이 정상상태가 된다

의학적으로 피임약의 복용에 의한 체내의 비타민 A 증가가 유산율을 증가시키는 원인인지는 아직 밝혀지지 않았다.

그러나 피임약 복용을 중단한 후 3달이 지나야 몸이 정상 상태로 되돌아가므로 임신을 원한다면 적어도 3개월 전에 약을 중단하는 것이 바람직하다. 통계에 따르면, 피임약을 중단하고 3개월 이내에 임신을 한 여성들에게 폴산 결핍 현상이 관찰되었으며, 임신 후 첫 3 개월까지는 적혈구의 수도 감소하였다고 한다.

이런 경우에는, 비타민 B12, 마그네슘 그리고 오로트산, 비타민 B6, C, E, 콜린 그리고 단백질을 보충하여 적혈구의 수치를 정상치에 근접시키도록 해야 한다.

피임약을 복용하는 여성들 중에는 다리가 붓고, 체중이 증가하며, 생리 장애와 두통이 생기는 등의 부작용으로 고통을 호소하는 이도 많다. 피임약 복용 후 위와 같은 증세가 나타났다면 니아신, 비타민 C, 비타민 B 등의 보충을 통해서만이 피임약에 따른 부작용을 완화시킬 수 있으므로 반드시 전문의의 처방을 받도록 한다. 의사와 상의 없이 혼자 약을 중단할 경우, 비록 서너달밖에 복용하지 않았더라도 위와 같은 부작용이 계속 나타날 수 있으므로 주의를 해야 한다.

♠ 피임약 부작용을 음식으로 치료한다

채소와 샐러드는 오래 보관하면 할수록 영양가가 떨어지게 되므로 가능한 한 짧은 시간 보관하도록 한다.

동물성 지방과 버터는 되도록 피하며, 다중 불포화 지방산을 많이 포함한 다이어트 마가린, 비타민 E 그리고 리놀산 등을 되도록 많이 먹도록 한다.

다음 제시된 식품들을 통해 피임약으로 인한 부작용을 완화시키고, 건강한 신체를 유지하도록 하자.

▶ 딸기, 구아바, 파파야, 망고, 키위 등. 이러한 과일들은 아침에 식사 전 다른 간식 없이 먹는 것이 좋다.

▶ 각종 양배추류, 배추, 치코리, 신선한 시금치, 뿌리 채소

▶ 굴과 청어(해산물 : 아연과 니아신이 다량 함유)

▶ 소의 간, 소의 연한 허리살, 송아지 고기, 양고기

▶ 정미하지 않은 밀, 스펠트밀 또는 귀리로 만든 빵, 호밀빵

☞ **보충 영양소**(부록 참조)

보충 영양소	함 유 식 품	권장 섭취량
니 아 신	육류, 간, 땅콩, 현미, 효모, 콩류	매번 10mg
판토텐산	간, 난황, 어류, 조개류, 육류	250 mg까지
비타민 B6	간, 난황, 옥수수, 곡류의 배아	50~100mg
비타민 B12	간, 치즈, 어류, 육류, 조개류	200~400 μ g
폴 산	효모, 간, 난황, 우유, 육류	400 μ g
이노시톨	곡물, 효모, 육류, 우유, 견과류	50~75mg
콜 린	달걀노른자, 간, 맥주 효모, 밀씨	50~75mg
비타민 C	시금치, 감귤 등의 과일과 채소	250~200mg
비타민 E	식물성 기름, 땅콩, 우유, 간, 달걀	50~200I.E.
마그네슘	참깨, 말린 콩, 기장, 현미, 효모	100~200mg
아 연	밀, 쇠고기, 콩, 맥주효모, 귀리	5~15mg
망 간	양고기, 콩, 미나리, 쌀, 개암, 호밀	3~5mg
철	콩, 양고기, 새우, 참깨, 버섯	

불 감 증

♠ **불감증이란 무엇인가**

불감증이란 성욕은 있으나, 성교 때에 쾌감을 느끼지 못하는 증세로 대개 여성에게 많이 쓰이는 말이다.

흔히 이 증상은 체내에 히스타민이나 아연이 부족한 상태에 있을 때 온다. 여성들의 경우, 핏속에 히스타민 농도가 너무 적을 때, 대개는 오르가즘에 도달할 수 없는 것으로 알려져 있다.

히스타민이나 아연의 결핍은 살을 빼기 위해서 다이어트를 하거나, 전혀 음식을 먹지 않는 여성들에게서 많이 관찰된다.

니아신과 폴산은 히스타민의 농도를 증가시켜 주며, 히스타민을 많이 가지고 있는 여성의 경우 성관계시 심지어 여러 번의 오르가즘을 경험하기도 한다.

불감증은 내분비선의 일반적인 활동 저하(부신, 뇌하수체 또는 다른 내분비선)에 의해서 오기도 하며, 마그네슘, 셀렌, 아연 또는 비타민 B6를 충분히 섭취하지 못할 경우에도 온다.

비타민 A는 남성의 성호르몬 안드로겐은 물론, 여성의 성호르몬인 아스트로겐을 생산하는 데 기여하기 때문에 성문제들과 관련해서 매우 중요한 영양소라 할 수 있다.

이러한 성호르몬이 충분히 만들어지지 않으면 당연히 성기관이 퇴화되게 마련이다.

♠ 부부간의 협력이 있어야 치료 가능하다

다른 성기능 장애와 마찬가지로 불감증도 우선, 그 원인을 밝혀 내고 그에 맞게 적절히 치료해야 하며, 심리적인 것이 문제의 원인인 경우, 부부간의 협력이 필요하다.

실제로 불감증은 성적 무지와 몰이해에 대한 교육과 함께, 성기에 대한 자극 훈련을 통해 그 치료가 행해지고 있다.

또한 성적인 느낌을 덮어 버리거나 억누르지 말고, 자연스럽게 본질 그대로 받아들이는 법을 배우도록 해야 한다. 이러한 강박관념은 정상적인 성감각을 교란시킬 뿐 아니라, 불감증과 같은 비정상적인 반응을 유발시키기 때문이다.

파트너의 욕구를 무조건 충족시켜 줘야 한다고 생각하는 자체가 심리적인 부담이 되므로 파트너와의 관계를 잘 파악하고 자신이 원하는 것이 무엇인지를 우선 생각하도록 한다. 일방적으로 상대방의 요구만 들어 주려고만 해서도 안 되고, 스스로 자아 의식과 자신감에 도움이 되도록 항상 노력해야 하는 것이다.

♠ 비타민 A가 성호르몬을 활성화시킨다

담배, 술, 설탕의 소비를 최소한으로 억제하고, 견과류에 함유되어 있는 불포화 지방산을 섭취하도록 한다.

우유로 만든 초콜릿은 다량의 비타민 A, 베타-카로틴, 칼륨, 칼슘, 그리고 마그네슘을 함유하고 있지만, 인조 설탕이 너무 많이 들어 있으므로 자제하는 게 좋다.

유산균이 들어 있는 요구르트, 버터 우유, 신 크림, 양젖, 염소젖, 신선한 코코넛 우유, 치즈 등은 인체에 필요한 니아신과 비타민 A를 다량으로 함유하고 있다.

　　딸기를 비롯한 다른 과일에는 영양분이 많고 당분 대용으로
서 단맛에 길들여진 현대인의 입맛을 충족시켜 줄 것이다.
　　양질의 영양분이 풍부한 연어 통조림 또는 싱싱한 연어, 백
넙치, 흑넙치, 굴, 가재, 새우 등을 비타민 A를 함유한 우유나 달
걀노른자, 쇠고기 등과 함께 먹으면 성호르몬의 활성화에 효과
적이다.

☞ **보충 영양소**(부록 참조)

보충 영양소	함 유 식 품	권장 섭취량
아　　연	밀, 맥주 효모, 콩, 쇠고기	매일 225mg까지
셀　　렌	다랑어, 청어, 버섯, 정어리	200μg
마그네슘	밀, 참깨, 콩, 현미, 효모	매일 500mg
망　　간	양고기, 밀, 콩, 미나리, 쌀	매일 150μg
비타민 B6	간, 난황, 효모, 육류, 옥수수	매일 150mg까지
비타민 A	간, 난황, 버터, 시금치, 토마토, 당근, 호박	10000I.E.
폴　　산	푸른잎 채소, 동물의 간	매일 5mg
니 아 신	닭고기, 쇠고기, 쌀, 밀, 이스트	매일 500mg까지
비타민 E	밀, 콩기름, 땅콩, 달걀, 간, 우유	200~400I.E.

임포텐스

♠ 임포텐스의 원인

임포텐스는 남성들의 페니스가 발기되지 않거나, 여성의 질 안으로 삽입될 정도로 충분히 단단하지 않기 때문에 성행위를 할 수 없는 상태를 의미한다.

임포텐스는 첫째, 신체적으로는 비타민 A, 비타민 B그룹(특히 판토텐산, 비타민 B1, 니아신), 비타민 C, 비타민 E 그리고 다중 불포화 지방산 등의 영양소 결핍이 원인인 경우가 많다. 위의 영양소들은 대구류, 건어, 말린 대구, 사플로유, 콩기름 그리고 맥아유, 대구, 상어, 연어의 간유 등에 많이 함유되어 있다.

둘째, 심리적인 문제도 임포텐스의 원인이 될 수 있다. 즉, 정신적 긴장과 불안, 성지식 부족 등에 의해서 성행위를 한 번 실패한 경험이 있으면 또 실패하는 것이 아닌가 하는 불안이 생겨서 이를 계속적으로 되풀이하게 되는 것이다.

셋째, 당뇨병 환자들은, 베타-카로틴을 비타민 A로 변화시키지 못하기 때문에, 비타민 A의 결핍 증세로 특히 임포텐스가 될 위험이 크다. 베타-카로틴을 비타민 A로 변화시키기 위해서 탄수화물이 필요한데 당뇨병 환자들은 탄수화물에서 에너지를 만들지 못한다. 왜냐 하면 그러기 위해서 다시 비타민 C와 같은 다른 비타민이 필요하지만 이들에게는 이런 영양소가 부족하기 때문이다. 따라서 당뇨병 환자들은 당분이나 탄수화물을 포함한 음식에서는 영양분을 섭취할 수 없으므로 이 종류의 음식을 섭취해서는 안 되며, 이들은 단백질이 풍부한 음식을 가능한 한 많이 먹도록 해야 한다. 또한 설탕 또는 설탕 대용 식품은 성호르몬을 만드는 부신의 활동을 저하시키므로 피하는 게 좋다.

넷째, 갑상선의 활동이 충분하지 않은 경우에도 피로와 함께 성욕 감퇴를 가져올 수 있다. 갑상선 호르몬인 티록신은 요오드, 비타민 B군, 특히 비타민 B1, 그리고 비타민 E를 통해 보충하도록 한다. 요오드는 신진대사 과정에서 생성되는데, 갑상선에 의해서 성분이 변화한다. 최근 학자들에 의하면, 요오드 결핍에는 아미노산과 셀렌-메치오닌이 갑상선 또는 티록신의 생성에 좋은 영향을 준다고 한다.

다섯째, 페니스가 발기되기는 하지만 너무 빨리 사정을 한다거나 또는 사정이 전혀 없을 경우, 핏속의 히스타민 농도를 조절해야 한다. 히스타민이 혈액 속에 많이 있을수록 사정을 빨리 하게 되기 때문이다. 그리고 히스타민은 광물질인 칼슘, 인삼의 뿌리, 콜린비타민, 비타민 B군 계통, 아미노산인 글루타민, 메치오닌 등에 의해서 그 농도를 낮출 수 있다.

여섯째, 과도한 자위, 난음(亂淫)에 의한 발기중추의 흥분성 저하 등도 임포텐스의 원인이 된다.

♠ 비타민 A와 E를 많이 섭취해야 한다

히스타민 농도가 높다고 진단이 나오면, 의사와 상의해서 히스타민 농도가 정상치가 되는 데 도움이 되는 식품을 선택하도록 해야 한다.

비타민 A, 비타민 E 그리고 비타민 B군을 보다 많이 섭취하도록 식단을 조정하도록 한다.

이들 비타민은 다음과 같은 식품에 풍부히 들어 있다
- ▶ 굴, 연어 통조림, 정어리, 넙치, 연어, 바다빙어, 송어 등
- ▶ 양젖, 신 크림, 요구르트, 신선한 치즈(지방 50% 함유)
- ▶ 어린 꿩고기, 사슴 고기, 소의 허파, 닭가슴살
- ▶ 감자, 양배추, 아몬드, 땅콩, 개암나무 열매, 브라질넛, 호두

☞ 주의 : 호두는 11월 1일 이전에는 사지 않는 것이 좋다. 왜냐하면 대부분의 이 시기에 나오는 호두는 그 전 해에 이미 수확해, 여름철 동안에 냉동실에 저장되었다가 나온 것들이기 때문이다.

성호르몬 생성을 위해서는 비타민 A와 E를 섭취하면 아주 좋은 결과를 얻을 수 있다. 연구 결과 이런 영양을 지속적으로 섭취하면 정자의 수가 다시 정상치로 회복되는 것으로 밝혀졌다.

☞ **보충 영양소**(부록 참조)

보충 영양소	섭 취 량	보충 영양소	섭 취 량
비타민 E	1만~2만I.E.	마그네슘	500~1000mg
메티오닌	식사 전 2~3g	칼　　슘	800mg
비 타 민	4~10g이상	망　　간	45mg
아　　연	500~800mg	몰리브덴	40ug
비 타 민	650~150mg	유비치논	40mg

갱 년 기

[?] 갱년기는 사람의 몸이 노년기로 접어드는 시기로서, 보통 50세 전후에 나타난다.

남성의 경우, 머리카락에 흰빛이 나고 시력이 나빠지며, 여성은 월경이 폐지되는 것이 갱년기의 대표적인 증세이다. 특히, 이 시기의 여성들은 신경질적으로 변하여 흥분을 잘 하며, 들뜬 상태가 되거나 우울증에 빠지는 경우가 많다.

♠ 갱년기는 여성들에게 무엇을 의미하나

갱년기에 접어 든 여성들은 일반적으로 내분비선에 변화가 생겨, 월경이 정지되고 임신이 불가능하게 된다.

여성의 폐경기는 50% 이상이 45세~50세 사이에 오고, 약 25%는 40~45세 사이에, 그 나머지는 40세 전 또는 50세 이후에도 오는 것으로 밝혀졌다.

나쁜 생활 습관, 예를 들면 술을 자주 마신다든가, 지방과 탄수화물을 과도하게 섭취한다든가 또는 심리적인 스트레스를 겪게 되면, 폐경기에 다른 증세들을 동반하는 수가 많다. 예를 들어, 이 시기의 여성들은 대개가 신경질적으로 변하여 잘 흥분하며, 들뜬 상태가 되거나, 우울증에 빠지기도 한다.

♠ 갱년기 증세

일반적으로 폐경기의 시작은 다음과 같은 증세로부터 시작된다고 할 수 있다.

▶ 두통, 하복부통, 열기, 등의 통증, 종아리 근육의 경련, 코피, 그리고 종양 등에 시달린다.

▶ 심한 피로감 및 탈진감, 그리고 불면증에 시달리게 된다.

일반적으로 인체가 장시간에 걸쳐서 필요한 영양소를 충분히 섭취하지 못했거나, 별 준비 없이 폐경기로 인한 스트레스를 맞게 되었을 때, 특히 증상이 심하게 나타난다고 한다.

또한 갱년기에 접어든 여성들은 자주 소변이 마렵다는 것을 느끼게 될 것이다. 이는 이 시기의 여성에게는 아스트로겐 호르몬의 기능이 떨어져 칼슘의 섭취가 어려워지기 때문이다. 즉, 난소에서 아스트로겐의 생성이 둔화되어, 부신이 아스트로겐과 안드로겐 호르몬을 만들기 시작하고, 난소 호르몬이 해야 할, 여러 다른 기능이 부신에게 이전된 것이다.

♠ 식생활 개선으로 갱년기를 극복할 수 있다

특히, 칼슘 결핍은 신경쇠약, 불안정, 불면증, 두통 그리고 우울증의 원인이 되므로 각종 생선의 뼈, 참깨, 치즈 등을 섭취함으로써 이를 보완하도록 해야 한다.

영양섭취 면에서는, 탄수화물보다는 단백질에 더 많이 의존해야 하는데 대표적인 단백질 식품으로서는 두부가 있다.

또한, 갱년기에는 음양곽을 술에 담가 마시면 양기 회복과 여성들의 월경 장애에 효험이 있다.

빵과 면류, 그리고 다른 탄수화물을 많이 함유한 식품보다는 채소를 더 많이 먹는 것이 좋다.

가능한 한 칼슘, 마그네슘 그리고 비타민 D와 E를 많이 섭취하도록 한다. 이런 영양소는 유황 처리하지 않은 말린 과일, 살구, 복숭아, 망고, 넥타, 자두 그리고 각종 딸기에서 얻을 수 있다.

신선한 채소, 즉 넓은 잎 채소, 뿌리 채소, 양배추, 구근 샐러리, 약을 뿌리지 않은 상추, 그 밖에 신선한 바실리쿰이나 페터실리에 같은 양념용 채소 등도 효과적이다.

각종 유제품류, 호두, 신선한 헤이즐너트, 아몬드, 납작 수수, 납작 귀리를 비롯하여, 싱싱한 넙치, 대구 등도 많이 섭취하도록 한다.

식물성 기름, 즉 호두유, 콩기름과 맥아유과 소의 부드러운 살, 소의 심장, 양의 여린 살도 갱년기에 접어든 여성에게 좋다.

폐경기에 호르몬 약을 복용하게 되면 비타민 E의 수요가 커지게 되므로, 식품을 통해서 비타민 E를 많이 공급해야 한다. 게다가 비타민 E는, 밤에 단것을 입에 대지 않도록, 영향을 주고 몸에서 열기를 내리게 한다.

규칙적으로 비타민 E를 섭취하면 등의 통증, 피로감, 신경쇠약, 불면증, 현기증, 숨참, 가슴의 두근거림 등의 증상들이 많이 줄어들게 될 것이다.

폐경기에는 칼슘의 수요가 매우 높고, 오스테오포로제의 위험성이 크기 때문에, 칼슘을 충분히 섭취하는 것이 중요하다.

미량 원소는 여성 호르몬과 작용하여 뼈의 밀도를 유지하는데 기여하는데, 호르몬 생산 기능이 저하되면 더욱 많은 칼슘을 섭취해야 한다.

이 광물질을 더욱 용이하게 섭취하도록 하기 위해서 비타민

D와 마그네슘이 필요하다. 매일 밝은 낮에 햇볕 아래 산책을 하면 비타민 D의 효과가 더욱 커지게 될 것이다.

☞ **보충 영양소**(부록 참조)

보충 영양소	권장 섭취량
칼 슘	2g까지
비타민 D	매일 1000I. E.
마그네슘	매일 1g
비타민 A	100I. E
종합 비타민 B	30~60mg
판토텐산	250mg
비타민 C	매일 1~6g
아 연	120~240mg

10

부 록

여성 건강과 미용식
항균성 강화를 위한 식이요법
알레르기 예방을 위한 식이요법
영양소의 기능과 함유식품

여성 건강과 미용식

식생활 개선을 통해 신체문제를 해결하도록 하자

아름다운 외모와 젊음, 그리고 건강한 신체는 올바른 식생활에 의해 전적으로 좌우된다.

우리의 신체에 무엇을 공급하는가에 따라 물질의 화합, 신진대사를 결정하는 원활한 순환기능, 건강과 안정감, 매력적인 모습이 결정된다.

인체의 여러 부분 중에서 피부와 머리카락은 외모의 아름다움에 있어서는 가장 중요한 요소라고 할 수 있다. 그러나 다른 요소들, 예를 들어 균형 잡힌 체격, 반짝이는 눈, 건강한 치아와 손톱 등을 갖는 것 또한 중요하다.

하지만 무엇보다도 중요한 것은 이러한 건강하고 아름다운 신체를 만들어 내는 것은 균형 있는 식생활이라는 것을 명심해야 한다는 것이다.

사람은 노화를 피할 수 없다. 그렇지만 약간의 주의력과 노력만 있으면 충분히 이 노화를 늦출 수가 있다.

노벨상을 두 번이나 수상한 리누스 파울링(Linus Pauling)은 "올바른 영양섭취는 건강의 토대이다"라고 말한 바 있다. 그가 바로 정통분자학 분야에서 이 책의 저자 에반스를 후원하고 고무한 인물이다.

우리 육체의 구성 및 활동 요소는 분자학적으로 정확한 균형을 이루어야 한다. 그렇게 함으로써 인체는 건강하고 내적으로 조화로우며 아름다움도 유지할 수 있다.

신체에 문제가 있을 때(여성이건 남성이건 마찬가지로) 식생활의 표준과 영양소 보완을 통해서 그 문제를 효과적으로 조절하고 해결할 수 있다.

자기 표현은 좋은 일이다

자기 표현은 좋은 일이다. 자기 표현을 함으로써 사람은 자기만의 고유한 건강 의식을 자신 있게 피력할 수 있을 것이다.

이와 아울러 예방은 매우 중요하다. 이는 수동적인 회피의 의미에서가 아니라 적극적인 적응의 의미, 일상의 부담과 자신의 번민을 슬기롭게 해결하는 조화의 의미에서 중요한 것이다.

신체의 기관 또는 유기체가 전체적인 실행 요구와 균형을 이루지 못하면, 모든 육체의 활동이 부진해진다.

이런 자기 실현의 전체적 구도에 미(美)의 영역이 내재하는 바, 여기에는 내면의 조화도 의미를 지닌다. 여기서 미(美)의 개념은 우선적으로 화장학적 표준이 아니라, 개개인이 독특하게 드러내는 육체의 총괄적 상태를 의미하는 동시에 개인의 건강을 반영하는 것이다.

건강과 아름다움의 위험 신호는 특히 나이가 들면서 현저하게 부각된다. 세포와 조직이 노화되면 아름다움도 점차 빛을 바래게 되고, 인간은 여러 모로 병약해진다. 나이 들어도 건강을 유지하는 사람에게 유효한 처방들은 아름다움의 비결과도 상통한다고 할 수 있다.

활발한 혈액 순환, 건강한 관절, 정상적인 감각 기관, 왕성한 활동력, 중추신경의 기능 발휘, 조화로운 성, 심리적 행동, 사회적 커뮤니케이션, 안정성 있는 면역 상태 등은 일반적으로 건강과 미의 상태를 측정하는 기준들이다.

본서는 포괄적 구성 체계를 가지고 올바른 식생활의 역할을 제시하고 있다. 또한 새로운 다이어트 미학을 선전한다기보다는, 오히려 외모와 내면의 미를 매개하면서도 포괄적인 예방법의 계획에 철저히 순응하는 식생활 전략의 기초를 보여 주고 있다.

"이 책을 통하여 넓은 독자층이 많은 도움과 자극을 얻게 되리라 확신한다." ………튜빙겐 의과대학 교수 칼하이츠 슈미트

항균성 강화를 위한 식이요법

사상균 질환이 점점 더 늘어나고 있다. 사상균은 해수욕장이나 사우나, 스포츠 센터처럼 습기 차고 따뜻한 환경에서 번식하며, 통풍이 잘 되지 않는 옷을 껴입을 때에도 기생하기 쉽다.

사상균이 번식하는 장소는 대체로 인체의 각피, 두발, 수염, 손톱, 생식기와 항문 부위이다. 점액질로 덮여진 입이나 위, 창자 등과 같은 곳에 당분이 많으면 그 곳으로 사상균(Tiefenpilze)이 파고들게 되는 것이다.

입안에서 사상균이 잘 번식하는 부분, 예를 들어 충치와 치석, 틀니 따위에 신경을 쓰지 않는다면, 장을 위한 식이요법과 약품 치료도 아마 헛수고가 될 것이다. 이 때 칫솔은 적어도 2주에 한 번 바꾸어 주는 것이 좋다.

항균성 식이요법의 기간은 사상균 감염 범위에 달려 있다. 엄격한 식이요법은 적어도 2주일 동안 철저하게 수행되어야 한다. 그 이후로는 일주일에 하루나 이틀 정도 식이요법을 완화하여 수행한다.

☞ 다음 사항은 특히 주의한다.

밀기울을 배설 목적으로 섭취하면, 아주 심하게 방귀가 나올 수 있다. 쌀, 빵과 같은 완전 가공식품도 그와 같은 결과를 초

래할 수 있다. 이런 경우에는 식사를 중단하는 것만이 유일한 방
책이다.

♠ 무조건 금지해야 할 식품 (사상균 질환)

① 포도당, 꿀, 설탕, 초콜릿, 과자나 케이크, 비스킷
② 이스트 빵과 같은 모든 종류의 반죽물
③ 모든 종류의 소시지, 돼지고기, 햄, 냉동 닭이나 칠면조
④ 우유, 단맛 나는 과일 주스, 레모네이드, 코카콜라
⑤ 단맛 나는 과일(바나나, 말린 대추 야자, 무화과 등),
　포도, 오렌지, 복숭아, 자두
⑥ 맥주, 위스키, 샴페인, 독한 차와 커피

♠ 허용되는 식품

① 감자, 약간의 껍질을 벗기지 않은 쌀, 소맥이나 보리,
　기장으로 만든 완전 가공식품
② 송아지 고기, 양, 신선한 닭 등의 육류 약간. 직접 조리한
　야채 소스, 지방이 없고 포화지방산이 많지 않은 고기즙
③ 약간의 달걀, 농가에서 직접 만든 신선한 치즈, 응유
④ 가열되지 않고 직접 짜서 만든 식물성 기름
⑤ 뿌리 야채, 신선한 시금치, 소금에 절인 양배추,
　브로콜리, 경우에 따라 양파와 마늘
⑥ 사과와 파파야 같은 반산성 과일
⑦ 발효되지 않은 녹차, 나트륨이 적게 들은 탄산수,
　볼빅, 스파와 같은 물, 건성 백포도주, 건성 샴페인
⑧ 소화에 지장이 없는 한 모든 종류의 신선한 양념

♠ 바람직한 규정 식이요법

<아침 공복시> 두 스푼의 소금에 절인 양배추, 또는 두 스푼의 볍씨나 밀씨, 콩씨. 카밀레차 한 잔 회향차, 박하차, 멜리사차 등

<아침 식사> 빵 한 쪽에 버터를 바르고, 오이, 바실리아, 양미나리를 넣어 먹도록 한다. 음료는 전혀 들지 말고 기다리다가 30분 뒤에야 마시도록 한다.

<식후 30분> 음료로는 적어도 순도 90%의 유산 함유 요구르트 한 병을 마시도록 한다.

<두 번째 아침 식사> 응유 반 병, 또는 100g의 염소젖으로 만든 치즈, 토마토, 오이, 붉은 사탕무, 우유, 요구르트, 신 우유나 버터 우유

알레르기 예방을 위한 식이요법

알레르기란 항상 어떤 특정 물질에 대해 체질상 보통 사람과 다르게 과민한 반응을 일으키는 것을 말한다.

이 때 그런 인자에 대한 반응은 사람에 따라 개인 차이를 보인다. 어떤 사람은 딸기에 알레르기 반응을 보이는 반면, 어떤 사람은 머스캐트 양념에 알레르기 반응을 보인다. 경우에 따라서는 여러 사람이 맛있게 먹는 굴과 조개가 유독 어떤 사람에게만 극심한 알레르기를 일으키는 경우도 있다.

알레르기 반응은 아주 다양하다.

예를 들어 입술이 따끔거린다거나 혀가 붓고, 목이 가렵다거나 쉰 목소리가 나온다. 그리고 때에 따라서는 코가 막히거나 재채기가 자주 나오며, 또는 열이 나는 듯한 기분이 들면서 두통이 생기고, 눈이 가물거리거나 어지럽고, 배가 묵직하다거나 통증이 있다. 또 다른 증상으로는 호흡이 곤란하거나 가슴이 답답하고, 손과 발이 차가워지거나 피로와 권태, 졸음이 찾아온다.

다음의 로테이션 계획을 엄수하는 데에는 상당한 노력을 필요로 한다. 하지만 이를 통해 알아낸 알레르기성 음식물을 배제하는 것이 독한 약품을 복용하는 것보다는 훨씬 좋은 선택방법이다.

약품은 원인을 밝혀 내는 것이 아니라 증상에 따라서만 대처하기 때문이다. 그 밖에도 약품 복용 시에는 예기치 못한 부작용이 발생할 수 있다.

로테이션 계획은 특정 음식물 집단을 분류함으로써 시작되는데 이에 속하는 음식물은 같은 계통들로 이루어진다. 예를 들어 어떤 사람이 양배추에 알레르기 반응을 보인다면, 그 사람은 마찬가지로 같은 집단에 속하는 브로콜리에도 알레르기 반응을 보일 것이라는 것이다.

♠ 음식물 집단의 계보

<식물 계열>

(1) 해초 (2) 효모, 버섯 (3) 침엽수 (4) 풀 (5) 야자 (6) 파인애플과 (7) 라일락과 (8) 마과 (9) 바나나과 (10) 후추과 (11) 호두과 (18) 월계수과 (13) 양귀비과 (20) 겨자과 (23) 장미과 (26) 아마과 (27) 헤룬다과 (31) 덩굴식물과 (32) 보리수과 (33) 당아욱과 (34) 미나리과 (35) 차과 (36) 파파야과 (37) 파파카야과 (38) 미르라과 (39) 산형화과 (40) 들장미과 (41) 올리브나무과 (42) 메꽃과 (44) 마편초과 (45) 꿀풀과 (46) 가지과 (48) 쥐오줌풀과 (49) 호박과 (50) 엉거시과

<동물 계열>

(60) 달팽이류 (61) 오징어류 (62) 조개류 (63) 게류 (70) 청어류 (71) 정어리류 (72) 뱀장어류 (73) 대구류 (74) 고등어류 (75) 쏨뱅이류 (76) 가자미류 (77) 연어류 (78) 에속스류 (79) 민어류 (80) 오리류 (81) 비둘기류 (82) 닭류 (83) 칠면조유 (90) 토끼류 (91) 말류 (92) 돼지류 (93) 사슴류 (94) 소류

♠ 음식물 도표를 사용할 때의 일반적 규칙

① 같은 계열(같은 번호)에 속하는 특정 음식물을 하루에 한 번만 조리하되 4일에 한 번 정도만 반복한다.

② 동종(같은 번호)에 속하는 여러 음식물을 같은 날 식사에 올릴 수 있다.

　　(예 : 아침식사로 사과, 살구, 나무딸기, 딸기, 넥타.

　　　　점심 식사로는 감자, 파프리카, 토마토)

♠ 각 계열에 속하는 음식물

<지방/기름>

(94) 버터 (96) 우지 (41) 올리브유 (4) 옥수수 기름 (26) 아마기름 (50) 해바라기 기름, 엉겅퀴기름 (5) 야자 기름 (80) 거위 기름 (20) 유채기름 (47) 참깨 기름 (4) 밀씨 기름 (92) 돼지기름 (49) 호박 기름

<견과류>

(12) 개암나무 열매 (11) 잣 (24) 땅콩 (50) 해바라기 (6) 아마씨 (5) 코코넛 (29) 피스타치오 (19) 양귀비 (47) 참깨 (49) 호박 (23) 아몬드 (11) 호두

<씨/눈>

(20) 네덜란드 겨자 (4) 귀리씨 (4) 보리씨 (4) 쌀 (20) 무 (24) 완두콩 (24) 불콩 (50) 해바라기씨 (26) 아마씨 (4) 밀씨 (4) 호밀씨 (4)기장 (20) 겨자씨 (47) 참깨씨 (49) 호박씨

<양 념>

(40) 파슬리, 고수, 아니스, 회향 (50) 쑥 (45) 박하향 바실리 (38) 패랭이꽃 (18) 월계수, 계피 (20) 겨자씨 (10) 검은 후추 (45) 콩 (45) 샐비어 (38) 자마이카 후추

<차/음료>

(20) 미나리 (48) 상치 (41) 올리브 (20) 양고추냉이 (39) 회향 (40)크고 작은 쐐기풀 (23) 나무딸기 (50)쑥

이 로테이션 계획에서 음식물은 같은 계통으로 배열됨으로써, 시행자가 다음의 제안들을 사용하면 알레르기 반응을 확인할 수 있을 것이다. 계획 기간은 4일이며, 알레르기를 일으키는 음식물이 발견될 때까지 반복된다.

♠ 로테이션 계획

<첫쨋날>

◇곡 식 : (4) 쌀, 보리, 옥수수, 귀리, 호밀
◇첨가물 : (13) 밤, (2) 볼레루스 버섯, 밤버섯, 돌버섯
◇야 채 : (20) 양배추, 시금치, 콜라비, 무 (48) 들상추
　　　　　(39) 당근 (7) 양파, 마늘, 부추 (8) 감자
◇과 일 : (23a) 사과 (23b) 마르멜로, 살구, 복숭아, 넥타
　　　　　(23c) 나무 딸기, 딸기 (31) 포도, 건포도
　　　　　(5) 대추 야자
◇우 유 : (94) 소젖이나 소젖으로 만든 제품
◇육류/생선 : (94) 소, 물소, 순록, 노루 (83) 칠면조 (79)
　　　　　잉어 (72) 뱀장어 (75) 금붕어 (61) 오징어

<둘쨋날>

◇곡식

◇첨가물 : (24) 완두콩, 불콩 (46) 감자 (24) 요한네스콩

◇야 채 : (16) 근대, 사탕무 (50) 상추, 꽃상추 (42) 고구마
(24) 완두콩 잎사귀

◇과 일 : (27) 클레멘타인 (27) 귤, 레몬 (22) 까치밥나무
(40) 산딸기 (34) 키위 (9) 바나나 (49) 멜론
(38) 구아베 (22) 가시 딸기 (23b) 넥타

◇우 유 : (91) 말젖 (5) 야자유

◇육류/생선 : (91) 말 (82) 닭, 계란, 꿩 (70) 청어, 정어리
(63) 가재, 게 , 새우

<세쨋날>

◇곡 식 : (4) 밀, 기장(수수), 밀 알맹이

◇첨가물 : (18) 아보카도 (2) 살구버섯, 들싸리버섯 (1) 미역

◇야 채 : (20) 브로콜리, 배추, 양배추 (39) 샐러리, 회향
(7) 마늘 (10) 아스파라가스 (4) 죽순

◇과 일 : (23a) 배, 들장미열매 (23b) 버찌, 목화 (23c)
나무딸기 (31) 포도 (29) 망고

◇우 유 : (94) 양젖과 양젖으로 만든 제품

◇육류/생선 : (94) 양, 염소 (80) 오리, 거위 (90) 토끼 (78)
에속스 (74) 고등어 (74) 참치 (62) 조개 (60)
달팽이

<네쨋날>

◇곡 식 : (15) 메밀

◇첨가물 : (24) 말린 콩, 콩 제품
◇야　채 : (50) 샐러드용 상추, 치커리　(24) 콩깍지　(49)
　　　　　오이
　　　　　(49) 호박　(46) 파프리카　(46) 토마토
◇과　일 : (27) 오렌지　(27) 레몬　(22) 가시 딸기　(6) 파인
　　　　　애플　(14) 무화과　(36) 파파야
◇우　유 : (24) 콩우유
◇육류/생선 : (92) 돼지　(81) 비둘기　(77) 송어 ,연어 (73)
　　　　　대구　(76)광어　(76) 가자미　(76) 넙치

위 식이요법을 위해서는 적어도 4시간의 여유를 가진 뒤 다른 것을 먹도록 한다. 왜냐 하면 이 정도 시간이 지나야 알레르기 반응을 알아차릴 수 있기 때문이다.

영양소의 기능과 함유식품

비 타 민

▶ 비타민 A (레티놀)
1. 지구력을 길러 줌
2. 시력과 두뇌, 신경 강화
3. 피부와 피부 점막 보호
4. 뼈마디와 치아의 형성 촉진
5. 월경 장애를 덜어 줌
6. 과량 복용은 유독함
7. 함유식품 : 생선 기름, 쇠고기, 양고기, 우유, 달걀노른자

▶ 비타민 A2
1. 비타민 A1과 유사하지만, 근본적으로 효능이 약간 미흡함
2. 함유식품 : 담수어의 간

▶ 비타민 B군
1. 탄수화물, 지방, 단백질 분해를 원활히 해 줌
2. 신경 체계 강화
3. 위와 장기능 활성화
4. 위와 장의 장애 보호
5. 피부, 머리카락, 눈, 입, 간 보호

▶ **비타민 B1** (티아민)
  1. 순환기와 신경 강화
  2. 심근과 위장의 활성화
  3. 발육을 촉진
  4. 탄수화물의 분해에 관여
  5. 알코올 흡수
  6. 함유식품 : 맥주의 효모, 밀씨

▶ **비타민 B2** (리보플라빈)
  1. 피부와 점막 보호
  2. 시력 촉진
  3. 과도한 스트레스를 막아 줌
  4. 함유식품 : 버섯, 뱀장어, 고등어, 곡식

▶ **니아신과 니아신아미드** (니코틴산, 비타민 PP, 니코틴아미드)
  1. 발육을 촉진
  2. 신경 체계의 기능에 관여,스트레스 완화
  3. 시력 강화, 야맹증에도 좋음
  4. 피부 점막과 피부 보호
  5. 혈액순환 개선 및 혈관의 응고 현상을 막아 줌
  6. 함유식품 : 맥주 효모, 밀기울, 이스트, 닭고기, 메추라기,
              쇠고기, 밀알, 쌀

▶ **판토텐산** (가끔은 비타민 B5나 비타민 B3으로도 사용됨)
  1. 위와 장기의 활성화
  2. 체내의 수분 양을 조절

3. 두뇌와 신경 체계 강화
4. 다리의 경련이나 호흡곤란을 방지
5. 스트레스를 완화
6. 탄수화물, 지방, 단백질 분해에 중요함
7. 함유식품 : 맥주 효모, 달걀노른자, 이스트, 과일

▶ **비타민 B6** (세 가지 물질 : 피리독살, 피리독사민, 피리독신)
1. 철분 부족시 도움을 줌
2. 압박감이나 불안, 불면증을 예방
3. 피부와 피부 점막 보호
4. 과중량이나 비만증인 경우 도움을 줌
5. 스트레스를 완화
6. 함유식품 : 연어, 정어리, 아보카도, 신선한 호두

▶ **비타민 B12** (코발라미네)
1. 적혈구 형성에 중요하며, 철분 부족시 도움을 줌
2. 두뇌, 피, 순환기와 신경 체계 강화
3. 피부와 피부 점막 보호
4. 과중량과 비만증에 도움을 줌

▶ **비오틴** (비타민 B7, 비타민 H)
1. 피부 세포와 신경세포 형성을 촉진
2. 압박감과 근육통을 예방
3. 삶의 활동성을 자극
4. 함유식품 : 쇠고기, 맥주 효모, 콩, 밀기울, 돌 버섯

▶ **콜 린** (과거에는 비타민 B4)
1. 혈액순환을 촉진하고 콜레스톨을 완화
2. 피부와 머리카락 문제를 예방
3. 변비에 도움을 줌
4. 신경 체계 보호
5. 지방질 분해에 중요함
6. 함유식품 : 달걀노른자, 간, 맥주 효모, 밀씨

▶ **폴 산** (폴라트, 과거에는 비타민 B9, 비타민 Bc, 비타민 M)
1. 적혈구 형성에 필수
2. 소화 체계와 신경 체계를 조절
3. 발모증, 피부나 손톱 문제에 효능을 보임
4. 스트레스, 빈혈, 탈진시에 좋은 효과를 보임
5. 발육과 집중력 촉진
6. 함유식품 : 맥주 효모, 이스트, 밀씨, 밀기울, 쇠고기, 회향

▶ **미오-이노시트** (이 책에서는 '이노시톨')
1. 장활동과 머리카락 성장에 도움
2. 두뇌와 신경 체계를 보호
3. 과중량과 비만증에 효과를 보임
4. 소화 장애 시에 도움을 줌
5. 레시틴 형성에 중요함
6. 함유식품 : 생물학적 경작지에서 나오는 곡물, 맥주 효모,
　　　　　　　육류, 우유 제품, 야채, 견과류

▶ 비타민 C (아스코르빈산)
  1. 예방력 촉진
  2. 치아와 잇몸 보호
  3. 철분 흡수에 좋은 효능을 보임
  4. 다른 비타민들의 산화를 방지
  5. 피부와 머리카락 보호
  6. 혈관 강화
  7. 함유식품 : 넙치, 딸기, 구아베, 파파야, 파프리카열매,
       꽃상추, 회향, 브로콜리, 양배추

▶ 비타민 D그룹 (칼시페롤레)
  1. 노화 과정 지연
  2. 스트레스, 다리 경련, 불면증, 피로시에 효과를 보임
  3. 칼슘을 구성하여 뼈의 성장을 촉진
  4. 혈액 내의 인과 칼슘 비율을 조절
  5. 피부나 눈, 시력을 보호
  6. 감기 예방
  7. 심장과 신경 강화
  8. 함유식품 : 뱀장어, 청어, 정어리, 훈제 청어, 넙치, 연어

▶ 비타민 E 그룹 (토코페롤, 알파-토코페롤이 가장 중요함)
  1. 비타민 B군, 아스코르빈산을 보호
  2. 체세포 보호
  3. 지방산 촉진 및 불포화 지방산 형성
  4. 중심적 신경 체계와 눈 보호
  5. 피부나 머리카락을 태양광선이나 알레르기로부터 보호

6. 심장 활동 촉진

7. 과중량이나 비만증에 효과

8. 함유식품 : 밀씨기름, 다이어트용 마가린, 감자, 해바라기
   기름, 목화기름, 포도씨기름, 양배추,땅콩기름,
   올리브기름, 야자수기름, 밀씨, 식물성 마가린,
   아몬드

▶ **비타민 K그룹** (좁은 의미에서는 필로키논과 메나키논-7)

1. 혈액 응고에 영향을 미침

2. 발육을 촉진

3. 노화 과정 지연

4. 피부를 곪지 않게 보호함

5. 함유식품 : 양배추, 미나리, 날 양배추, 밀씨, 시금치,
   날 상추, 브로콜리

▶ **바이오플라보노이드**

(과거에는 비타민 P 그룹으로 명명되었으나, 엄밀한 의미에서
그것은 비타민이 아님 ; 루틴, 헤스페리딘, 시트린 등)

1. 혈액순환을 기본적으로 보조함

2. 심장 활동에 도움을 줌

3. 육체가 아스코르빈산을 분해하고 흡수하게 해 줌

4. 감기나 월경 장애에 효과적 기능을 지님

5. 함유식품 : 육류, 감귤류(주스가 아닌 열매), 레몬, 포도,
   딸기, 살구, 메밀 잎사귀

광 물 질

▶ **칼 슘**

1. 뼈와 치아를 강화

2. 혈액순환, 근육 이완, 심장과 신경 체계의 기능 강화

3. 함유식품 : 각종 생선뼈, 버터 치즈, 이탈리아치즈, 참깨

▶ **칼 륨**

1. 심장 근육 강화

2. 신경 체계와 신장 기능 강화

3. 변비에 효과적

4. 함유식품 : 싸리버섯, 돌 버섯, 콩류, 갈치, 맥주 효모, 살구
            밀기울, 말린 버찌

▶ **마그네슘**

1. 심장과 신장기능 강화

2. 탄수화물이나 지방, 단백질의 신진대사 촉진

3. 혈액 내의 칼슘, 인, 칼륨 비율 조절

4. 함유식품 : 해바라기씨, 참깨, 밀씨, 콩, 기장, 현미, 효모

▶ **나트륨**

1. 근육과 신경에 중요함

2. 세포의 유동성을 개선

3. 체내의 위산과 수분 체계 조절

4. 함유식품 : 말린 아스파라가스, 청어, 구운 청어, 구운 연어,
            바다 장어, 대구, 밀빵, 호밀빵, 저지방 마가린

▶ **인**

1. 육체의 에너지를 강화
2. 뼈와 치아 형성에 효과적
3. 혈액의 칼슘 비율 조절
4. 탄수화물, 지방, 단백질 신진대사를 촉진
5. 함유식품 : 밀기울, 밀씨, 이탈리아치즈, 브라질 호두,
   해바라기씨, 참깨, 콩, 계란

▶ **유 황**

1. 해독 효과와 아미노산 형성
2. 혈액의 비타민-B-그룹 조절
3. 세포 내부를 보호하고 피부 질환을 억제
4. 접합 조직 형성
5. 함유식품 : 달걀, 육류, 치즈, 우유, 마늘, 양파, 배추,
   양배추, 무

흔적 물질

▶ **보 르**

1. 류머티즘과 골다공증의 위험을 감소시킴
2. 위와 장의 흡수를 도와줌
3. 갑상선과 부갑상선의 신진대사에 중요함
4. 뼈와 치아의 칼슘 및 비타민 D 부족을 막아 줌
5. 발육 촉진
6. 비타민 D, 칼슘, 인, 마그네슘, 규소의 흡수에 영향.
7. 함유식품 : 복숭아, 무, 오이, 개암, 사탕무, 치커리, 아몬드
             아보카도, 밀씨, 나무딸기, 땅콩, 넙치

▶ **브 롬**

1. 피부와 피부 점막 보호
2. 집중력 장애를 개선함
3. 신경을 안정시킴
4. 함유식품 : 연어, 대구, 가자미, 청어, 고등어, 민물송어, 버섯

▶ **크 롬**

1. 인슐린 작용을 개선
2. 에너지 신진대사에 있어 효소 작용을 활성화
3. 지방, 콜레스테롤, 단백질의 화합 작용
4. 발육 촉진
5. 혈관 경화 예방
6. 함유식품 : 호두, 밀빵, 감자, 옥수수, 대추 야자, 호밀, 콩

▶ **철**

1. 체내에 산소 공급
2. 헤모글로빈과 근육 색소 미오글로빈 형성에 필수적
3. 단백질 분해와 발육에 효과적
4. 해독 작용과 혈액 속의 비타민 B12 조절
5. 피부색 개선
6. 변비에 좋은 효과가 있음
7. 함유식품 : 콩, 양고기, 새우, 참깨, 기장, 살구 버섯, 밀씨,
　　　　　　해바라기씨

▶ **불 소**

1. 치아의 에나멜질을 단단하게 함
2. 치아 구조와 뼈의 성장 촉진(자라나는 어린이들에게 중요)
3. 함유식품 : 정어리, 호두, 대구포

▶ **요오드**

1. 갑상선 호르몬의 기본 요소
2. 갑산선종 예방
3. 건조한 머리카락과 피부를 예방
4. 발육 촉진
5. 육체의 안정과 균형에 도움을 줌
6. 함유식품 : 미역, 다시마, 김, 연어, 새우, 조개, 소라, 대구,
　　　　　　굴, 넙치, 고등어

▶ **코발트**

1. 적혈구의 형성을 촉진
2. 체내의 효소 작용 강화
3. 혈액 내의 비타민 B1.2 비율 조절
4. 함유식품 : 달걀 노른자, 땅콩, 콩, 말린 살구, 새우, 양파,
　　　　　　　 배, 배추, 양배추, 사과, 호두, 브로콜리, 토마토

▶ **구 리**

1. 효소의 형성에 관여
2. 혈액을 만드는 일에 중요함
3. 피부 질환 예방
4. 면역 체계 강화
5. 조직 호르몬 배양
6. 함유식품 : 양고기, 쇠고기, 호두, 콩, 맥주 효모, 밀기울,
　　　　　　　 해바라기씨, 굴, 넙치, 밀기울, 개암, 빵

▶ **망 간**

1. 효소 형성 자극
2. 탄수화물 및 지방의 분해에 중요함
3. 뼈의 형성 촉진
4. 귀의 손상과 현기증 예방
5. 우울증 예방
6. 함유식품 : 양고기, 밀씨, 신선한 개암, 콩, 밀기울, 미나리,
　　　　　　　 호밀씨, 해바라기씨, 쌀

▶ **몰리브덴**

1. 해독 작용 및 신장 보호
2. 간에서 나오는 철분을 분해
3. 지방과 알데히드의 산화 작용에 관여
4. 성 불능과 조로 예방
5. 함유식품 : 콩, 수수, 붉은 양배추(날 것), 밀씨

▶ **니 켈**

1. 호르몬 체계의 관리와 지방질 분해 작용
2. 글루코제와 철분 형성에 중요함
3. 살아 있는 세포의 DNS, RNS의 안정적 유지
4. 함유식품 : 콩, 귀리씨, 오그라기 양배추, 땅콩, 밀빵, 개암
　　　　　　아몬드, 옥수수

▶ **셀 렌**

1. 혈액 내의 비타민 E 비율 조절
2. 관절과 세포를 보호
3. 갑상선 기능 장애시에 효과적
4. 피부, 심장, 관절을 보호하고, 노화를 방지
5. 면역 체계 강화
6. 눈과 시력을 좋아지도록 함
7. 함유식품 : 야자 열매, 정어리, 청어, 넙치, 다랑어, 밀기울,
　　　　　　돌 버섯, 파스타치오

▶ **규 소**
1. 관절 부분이나 뼈의 형성에 중요함
2. 뼈의 노화와 조로 방지
3. 갈라진 손톱, 발모증, 혈색 없는 피부를 개선
4. 전염이나 환경유해물, 피부 그을림의 예방력 강화
5. 상처를 빨리 아물게 함
6. 함유식품 : 귀리, 보리, 무, 미나리, 콩, 개암, 밀, 바나나

▶ **바나듐**
1. 골저 현상을 완화
2. 혈당량을 내려 줌
3. 뼈나 치아의 발전에 중요
4. 콜레스테롤의 과다함을 감소시킴
5. 함유식품 : 수수, 달걀노른자, 콩, 당근, 아보카도

▶ **아 연**
1. 발육을 돕고 상처를 쉽게 아물도록 함
2. 남성호르몬 강화
3. 소화 촉진
4. 월경불순에 효과적
5. 당뇨병 예방
6. 면역 체계 보호
7. 피부, 머리카락, 손톱과 눈 보호
8. 손이나 발이 차가울 때 효능을 보임

9. 지능 강화
10. 함유식품 : 호밀씨, 밀기울, 밀씨, 맥주 효모, 콩, 쇠고기,
　　　　　　 해바라기씨, 귀리

▶ 주　석
1. 단백질 형성에 중요함
2. 위액을 조절
3. 발육 촉진
4. 머리카락 손상을 예방
5. 함유식품에 관한 연구는 미진함

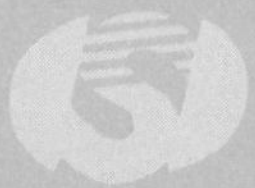